理想体重，从改造大脑开始

〔美〕苏珊·皮尔斯·汤普森博士 著

姚秋昕 译

Bright Line Eating:
The Science of Living Happy, Thin & Free

机械工业出版社
CHINA MACHINE PRESS

图书在版编目（CIP）数据

理想体重，从改造大脑开始／（美）苏珊·皮尔斯·汤普森著；姚秋昕，魏宁译．
—北京：机械工业出版社，2020.1（2024.6重印）
书名原文：Bright Line Eating: The Science of Living Happy, Thin & Free

ISBN 978-7-111-64010-3

I. 理… II. ① 苏… ② 姚… ③ 魏… III. 减肥 - 方法 IV. R161

中国版本图书馆 CIP 数据核字（2019）第 234875 号

北京市版权局著作权合同登记 图字：01-2018-3639 号。

Susan Peirce Thompson. Bright Line Eating: The Science of Living Happy, Thin & Free.

Copyright © 2017 by Susan Peirce Thompson, Ph.D.

Simplified Chinese Translation Copyright © 2020 by China Machine Press.

Simplified Chinese translation rights arranged with Hay House. Inc through Bardon-Chinese Media Agency. This edition is authorized for sale in the Chinese mainland (excluding Hong Kong SAR, Macao SAR and Taiwan).

理想体重，从改造大脑开始

出版发行：机械工业出版社（北京市西城区百万庄大街 22 号　邮政编码：100037）

责任编辑：朱婧琬		责任校对：李秋荣
印　　刷：北京虎彩文化传播有限公司		版　次：2024 年 6 月第 1 版第 2 次印刷
开　　本：170mm×242mm　1/16		印　张：16.25
书　　号：ISBN 978-7-111-64010-3		定　价：69.00 元

客服电话：88361066　88379833　68326294

推荐序

30多年来，我一直非常支持食用健康食品。我是畅销书作家，也担任食物革命网络（the Food Revolution Network）主席，因此有幸帮助过上百万人改变饮食习惯，且在多数案例中，改善了参与者的健康状况和生活。

这些年来，我见证了许多人受到鼓舞，有了全新的饮食方式。其中一些人成功了，体验到了自己想都不敢想的健康效果。但还是有很多人依旧选择自己最爱吃的食物。尽管他们了解很多健康饮食知识，也有意志力，但就是抵抗不住食物发出的"致命"诱惑。他们的出发点是好的，但渐渐地，他们竟发现自己的健康状况甚至自尊心都在走下坡路。

于是，我心中产生了一个疑问。为什么在食物这件事上，那么多人对自己最喜爱的食物的态度不能一以贯之？为什么那么多有成就、充满爱心以及聪明的人士，因饮食习惯而遭受痛苦或过早去世？

神经科学家苏珊·皮尔斯·汤普森研究这一问题数十年。虽然你可能会觉得很惊讶，也不敢相信，但我认为她已经找到了破解问题的密码。

苏珊也在践行自己的理论。世界上真正能告别肥胖、成功瘦身的人只有1%，而其中能保持体重不反弹10年以上的，连1/10都不到，苏珊就是其中之一。

苏珊是美国罗切斯特大学大脑与认知科学兼职副教授、可持续减重研究学会主席以及明线饮食法解决方案公司创始人兼总裁。她致力于帮助人们追求有活力的健康状态和对生活的热情，这对保持体重永远不反弹很有帮助。"永远"是其中最重要的字眼。因为竟没有一篇发表在同行评议科学期刊上的文章表明，有任何一个减肥项目能够帮助任何一群超重人士减到健康体重，并保持不反弹，真是不可思议。

但是从明线饮食法的数据来看，苏珊取得了一定程度上的成功，这真是让人叹为观止。

2015年和2016年，本人携拥有35万名会员的食物革命网络与苏珊合作，开展了两次为期8周的课程。两次课程共有5600名参与者，其中绝大多数人参加这个项目是希望能够减重。在8周中，这些参与者共减重90 000多磅（约40 823千克）。

8周减去90 000磅，看到这样的结果，我着实吓了一跳。更让人惊讶的是，尽管这个数字已然让人印象如此深刻，却并不包括8周项目结束后参与者持续减去的大量体重。

这对我来说不仅仅是数字上的变化。一想到这使许多人免于糖尿病的折磨，我就心怀感激。一想到这阻止了许多人心脏病发作和癌症的发生，我的感恩之情就溢于言表。一想到许多人对自己的身材更自信了，因而更加热爱生活，也能充分在心爱的人面前展现自我，我心里就有种说不出的高兴。

当然，许多减肥方法只会开出空头支票。我认为唯一能够兑现自己开出的"支票"的就是苏珊的课程。事实上，苏珊的课程与其他减肥方案不仅仅是差别显著，简直就是天壤之别。

以下是初步数据：苏珊课程的参与者减去的体重是其他计划的2.5倍，

⊖　1磅≈0.45千克。

减重的速度比美国最流行的减肥方法快 7 倍。

与其他减肥方法不同的是，明线饮食法不会让你"反弹"。使用者能够达到自己的目标体重，并一直保持下去，还能活得"开心、苗条而自由"。

最近，我在俄勒冈州的温泉疗养胜地带了一个静修班。班里有 8 个人也参加了苏珊的课程。我邀请他们告诉班里的人，用了苏珊的方法之后，有没有减重，减了多少。我不知道他们是否愿意回答。我也不知道，如果他们愿意回答，到底会说什么。

这 8 个人都回答了我的问题。答案如下：

"45 磅。"

"60 磅。"

"75 磅。"

"35 磅。"

"50 磅。"

"80 磅。"

"65 磅。"

"40 磅。"

回答问题的时候，他们都笑得非常灿烂，看上去神采奕奕，活力满满又满脸幸福。

我非常高兴能结识苏珊·皮尔斯·汤普森，并和她成为同事，更成为好友。很幸运，在本书中，你也能够了解苏珊和她的减肥方法。

恭喜你。若你被体重问题困扰，那么你将在本书中找到答案。

约翰·罗宾斯（John Robbins）

肥胖盛行

不是个问题，而是公开的秘密

肯定是哪里出了错。

在过去的半个世纪中，我们的身体和大脑对食物的反应慢慢发生了改变。人类这一物种变得越来越胖，再多的教育和努力似乎都于事无补。

统计数据正如你所想，非常不理想。全球约有 20 亿人超重，其中 6 亿是肥胖人群。[1] 仅在美国，就有 1.08 亿人正在节食。这一数据来自《美国减重和节食控制市场》(*The U.S. Weight Loss and Diet Control Market*) 报告，[2] 该报告记录了人们在主动购买饮食相关产品与服务上的花销，其中并不包括主动想少吃一点儿或者让自己健康一些的人。

而且这个问题不仅仅出现在美国。在当今的发展中国家，肥胖问题比营养不良更为严重。[3] 中东是世界上患 2 型糖尿病人口比例最高的地区：20%的成年人口患病。[4] 炎热的气候、饮酒禁令及较高的可支配收入共同导致中东人经常饮用瓶装饮料，有时甚至一天喝四五瓶苏打水。突然间，2 型糖尿病就找上门来了。[5]

后果很可怕：63%的人过早死于与饮食相关的疾病，包括心脏病、癌症、糖尿病和中风。[6] 世界经济论坛预测，在接下来的 20 年中，发达国家将花费 47 万亿美元用于治疗由全球工业饮食引起的疾病。[7] 我们的饮食习惯让我们吃出了病，也吃穷了。

以下是我想强调的数据：试图减重的肥胖者失败的概率为 99%。从字面上来说，99% 的肥胖者减肥都不会成功。[8] 对凤毛麟角的这 1% 成功瘦身的人来说，胜利也只是暂时的。绝大多数人在接下来的几年中都会反弹。普通的减肥者会花很多钱，每年减肥四五轮，而且几乎没有成功的希望。[9]

这真的很奇怪。我们之所以没有发现，也许是因为已经习惯了在减肥的苦战中屡屡绝望。想一想，如果这件事发生在别的地方：能从高校毕业的学生只有 1%，而且研究人员发现，其他 99% 的学生屡屡辍学，一年重新入学四五次，还要花费数十亿美元，那肯定会成为头条新闻。我们会义愤填膺，觉得这件事不太对，并要求解决这个问题。当然，我们并不会以为 99% 的减肥失败的人可能只是因为懒惰或意志薄弱。

不对，一定有什么别的原因，我们显然遗失了拼图中重要的几块。研究结果也很明显，我想大家都同意，人们确实都是主动减肥的。[10] 为了减肥，他们花了不少钱。在西方文化中，没有什么比苗条更令人向往了。那么为什么大家就是成功不了呢？

过去，我超重的时候，想用身上每一根纤维让自己瘦下来。我拼命想把超出的体重减下去。我记得，对于每次新的尝试，自己都会非常专注，打算得很好——因为我总是确信自己肯定能成功。我会称体重、量尺寸，写下自己的目标，熬夜读自己要用的食谱，然后大张旗鼓、热情满满地开始实施。这次一定有用！我马上就要瘦了！然后……就会有一段模糊不清的时间，那时我就开始不理会食谱，几个月后，我会比以前更胖，又要重整旗鼓开始再次尝试。

成功瘦身到反弹这两点之间到底发生了什么？为什么我没有按照计划走，也没能意识到这次尝试正在慢慢走向失败？

让我们回到那 99% 没能成功减去多余脂肪的人身上。第一，人们败得那么惨，这一点很奇怪。第二，我们根本没能意识到这件事很奇怪，这就更奇怪了。这种现象就出现在我们眼皮底下，但没有人察觉到。为何没有任何人质疑，为什么那么聪明、能干、受过教育、成功、有上进心的人打心眼儿里想减肥，可就是减不掉？

我真的希望这个社会能够明白，我们并没有遇到肥胖问题。我们面对的是肥胖之谜。问题本身并没有意义。我所知道的所有需要付出努力的事情都与减肥不同，做那些事时，智慧、决断力、天赋和能力都可以对结果产生较大影响。

过去尝试减肥的时候，失败让我受挫，因为我在其他那么多领域中都很出色。我拿到了大脑与认知科学博士学位，有很要好的朋友，婚姻也很幸福，还跑过马拉松。跑那场马拉松的时候我很胖，但不管怎么说也跑下来了。刚开始时，我慢跑甚至都到不了邮筒旁边，但是我下定决心，和研究生院的朋友刻苦训练，最终跑了下来。我们跑的是 26.2 英里⊖（约 42.16 千米）的马拉松，中间没有停下来走一步。那段时间我瘦了 10 磅（约 4.5 千克）。我超重 60 磅（约 27 千克），但只减下去 10 磅。所以锻炼根本就不是减肥的答案。

那么答案是什么？

这就是我在本书中要解释的。我会向你提供各种信息，解释大脑是如何阻碍减肥的，也会教你具体的应对方法。

减肥是有可行方法的。我创办的明线饮食法集中训练营的上千名参与者用这种方法成功减重，目前为止共减去 300 000 余磅（约 136 078 千克）。成功减去所有多余脂肪的人数，以及保持体重、没有反弹的人数都在不断上升。我说到的这些参与者自成年以来一直过度肥胖，但现在瘦下来了，这是

⊖　1 英里 ≈ 1.609 千米。

他们一直以来想都不敢想的。

明线饮食法让他们重拾希望，没有让大家失望。

我解开了肥胖之谜。

我写本书是想让所有人都知道这种方法。书中包含的信息对于改变大众对超重这一概念的文化理解至关重要。超重不是意志力不足，也不是道德有缺陷，而是大脑被现代食品劫持的产物。更重要的是，我想让大家知道真正有效的减肥方法到底是什么样的。有效的方法不是一天吃六顿、少食多餐、禁食或者过度锻炼。我会为你讲解明线规则、自发行为和支持措施。明线就是清晰、明确的界限，它让你不会越界，就如同不吸烟的人就是不会去吸烟一样。明线之所以有效，是因为其与大脑的运作方式一致。

没有人该因身体而受折磨，更何况这身体也不曾带来过快乐。没有人该多花一分钟时间去感伤自己是个失败者，只因为传统的减肥法对大脑不起作用，没能让大家瘦下来。

如果你已经几乎放弃了减肥，只因你拼命减肥，屡战屡败，因而感到疲惫不堪；如果你的健康已成问题，必须做出改变；又如果你超重了几磅，真的很想减下去，并保持不反弹；那么，找我就对了。这样你就能弄清楚大脑为何会阻碍减肥，并且可以采用一套简单的体系，永远改变这种局面。

你不再需要迷失在一堆有关饮食方法的混乱又相互矛盾的信息之中；或瘫在沙发上，暴饮暴食直到深夜，分明知道自己这是在慢性自杀；又或是感觉体重阻止了你实现自己的梦想，阻止你活成自己理想中的样子。

那就准备好去控制你的大脑，让自己拥有全新的生活方式——快乐、苗条而自由。

目录

CONTENTS

我 的 故 事

我给大家讲个故事。虽然从表面看五彩斑斓,但我认为故事的实质,其实代表了上百万超重者共同的心酸历程:沉迷于食物,极度渴望寻求减肥方法。

毕竟我也经历过肥胖,可以说我的大脑非常容易上瘾。我总是会围着世界上任何让人上瘾的东西转,但没有什么比食物更让人难以拒绝。

开　端

我记得童年刚开始记事时,有人给了我两个棉花糖。当时我差不多四岁。我的父母是两个玩世不恭的青年,刚离婚,在旧金山凑合度日。父亲是一名出租车司机,母亲在渔人码头的一家小店卖进口羊毛衫和小块地毯,货物是他们在美国南部进行摩托之旅时发现的。他俩为了抚养我,每天工作很久,特别是夏季,小店经常晚上九点才打烊。在这漫长、酷热的几个月中,我通常会坐飞机去科罗拉多阳光梅萨(Sunshine Mesa),到父母的朋友家住。我喜欢那里的马、池塘和山坡上的城堡;我喜欢他们对我的关心,他们那时还没有自己的孩子。但是我最喜欢的还是那些棉花糖。我还记得小手握着棉花糖的感觉,记得它有股粉末的味道，记得阳光照在我急切摊开的手掌上，棉花糖被照得亮亮的画面。

不久之后，我知道了棉花糖是放在橱柜里的。大人出门喂牲口时，我就会拖把椅子到橱柜前，爬上去，偷偷地吃棉花糖。这是我第一次觉得自己必须吃得比身边大人允许我吃的分量多，由此开始了一段漫长的躲躲藏藏、偷偷摸摸找东西吃的旅程。我也会充分利用他们为我提供的一切：购物日我会自愿当跑腿小妹，一整天勤快地买饲料，跟着大人站在酷热之中，因为我知道我们迟早会走进一家糖果店。有一天在镇上，有个大人对着我摇了摇手指，说："小姑娘，当心点哦。你是吃糖上瘾了。"虽然我不太明白这是什么意思，但就是觉得说得很恰当。

再长大一些，我成了挂钥匙儿童。这样的孩子早早就学会了自己做饭。8岁时，我已经可以独立做出一顿感恩节大餐，使每道菜都能在适当的时候热腾腾地上桌。母亲这边的亲戚有几个是真正的美食家：我的外祖母波莉与朱莉娅·蔡尔德（Julia Child）⊖是好友，她和哈夫舅舅经常在晚宴上喝酒时讨论《拉鲁斯美食百科》（*Larousse Gastronomique*），还争论在没有紫洋葱的情况下，能否用白洋葱救急。那时我很自豪自己不是买现成的袋装或盒装食物吃，而是全都亲手做。我做饭原本是出于对烘焙的喜爱，也为了能和母亲在厨房中共度时光，但到了9岁时，我对曲奇饼泥疯狂痴迷。一放学，我就会做一大盆曲奇饼泥，根本都不烤，直接盘腿抱着大碗，坐在地上看电视，直到吃得难受，才赶紧在母亲回家前把用过的餐具都洗干净。

我的母亲不太喜欢吃得很复杂，她更喜欢健康食品。她喜欢占星术，受她的影响，我成长过程中常接触阿德勒·戴维斯（Adelle Davis）与纳森·普里蒂金（Nathan Pritikin）的营养哲学。我和母亲第一次决定一起使用普里蒂金饮食法时，我大概10岁。那时候我俩都没有多余的脂肪要减，只是为了让身体变得更加健康。我记得那段时间自己活力满满，非常兴奋，但是好像并没有坚持很久。

⊖ 美国知名厨师。——译者注

差不多在那个时候，我经历了人生中第一次严重的抑郁。当时我在阳光梅萨，但跟之前的夏天不同的是，我一点儿都不快乐。我不想摘樱桃，不想用罐子捉蚂蚱，也不想做我通常喜欢的任何事，只是想睡觉。大家都觉得我想家了，但跟母亲一遍遍地打电话也没有用。直到夏天结束，我飞回了旧金山，情况才有所转变，大家也才松了口气。

12岁时，我决定戒糖。我记得当时非常兴奋，还仔细思考了哪些东西算"糖"。可以吃蜂蜜吗？枫糖浆呢？或者水果酸奶？我为自己规定了严格的界线，只要是尝起来甜的东西，就都不吃。回想起来，这就是我人生中第一次使用明线法则。这个界线保持了两个多月，我对那段时间印象最深刻的就是自己的感觉很棒，精力满满。后来有一天，我因为一场丰盛的饭局破了戒，食物里是有糖的……我内心挣扎，告诉自己确实已经自律很久了，这才吃了饭。我也就此结束了戒糖试验。

一年后，业已复杂的情况中又添了新的因素——青春期。随之而来的是对自己身体的不满。不知为何，13岁之前，我从未真正关心过自己的体重和体形，但进入青春期后就都变了。虽然我只超重了15磅（约6.8千克），但是这些肉都长在了腰上，与身材娇小的母亲一比，我觉得自己很胖。自那以后，我尝试过节食，但每次都因沮丧和孤独而失败。在学校，我和同龄人根本不在一条水平线上，因为我的智商相当于年纪长我一倍的人，但我的社交能力远不如同龄人。我觉得自己和其他人不同，有点格格不入。于是食物成了我的伴侣，让我兴奋的东西，也常常是唯一的朋友。但是我认为，即使没有这样的情况发生，我的大脑依旧会上瘾。现在只是更加上瘾。一切又重演了。

体重盘旋下降

我体内的多巴胺受体需要从食物中获取的，总是比我吃的还要多。14岁时，夏令营里的一位朋友在UB40乐队的音乐会上给了我一些毒品。尽管我觉得不该碰，但还是试了试。后来我们去了蒂尔登公园，又开车兜风直到日出。结束后我瘫倒在了床上，醒来时已经是 20 小时后了，我穿过大厅走进浴室，上了秤——瘦了 7 磅（约 3.18 千克）。于是我的整个世界就都绕着毒品转了。

我从此上了瘾。

接下来的 6 年，我的生活慢慢失去了控制。我小学期间成绩出色，聪明劲儿这时候就派上了用场：我轻松地得到 4.0 的成绩。每当父母质问我为何深夜而归，或祖母钱包里为何丢了钱时，我只是反驳他们我的成绩很好，生活也在正轨上，我很好。

但是其实我一点儿都不好。

不管别人给我介绍了什么新品种，我总是想要更多。从来没有"够了"一说。每当欲望得不到满足时，我总是会吃一大碗意大利面或曲奇饼泥面来缓一缓，而且体重一直困扰着我。

之后，高三那年的秋天，本该是我上高级化学课的时间，我却逃课遇到了个打台球的家伙。我俩变得形影不离，才认识一个星期，他就让我接触了一个新品种。

忽然间，我开始长时间感觉不到饿了，也瘦了。

当然，我可能是瘦了，但状态绝对不好。眼看着我意志消沉，就要葬送掉自己的未来，终于有一天辅导员把我从课堂上拎了出去，坚持要我填写材料，申请加州大学伯克利分校的某个专业，这是一所名牌大学，又是我所在的加州的州立学校。因为我完成高中课程的进度比别人快，也都取得了考试成绩，若我能顺利从高中毕业，并在高三期间通过伯克利校内的一门课，伯克利就会在秋季录取我为大一新生。当时，辅导员把那些材料递到我眼前时，我不屑一顾，觉得自己根本不需要——我仍然觉得自己将来是要上哈佛大学的，但根本不知道毒品已经让我远远偏离了正轨。现在回想起来，我只能说："谢天谢地。"

很快，一切变得非常糟糕。我几乎无法去上课了。但辍学了我就上不了伯克利了。因此我钻了个空子：参加同等能力测试。我考过了。我也不知道自己是如何撑着身体穿过校门口的大桥去了伯克利，并考过了那门必修课的——社会学导论。至此，我为自己的未来找到了一条出路，但我选择了另一个方向。

我坚持认为都是因为在美国，我才出现了那么多问题，因此去了加拿大。关于这件事，我只能对 18 岁的自己说：挺好。从好的一面看，远离了家乡的那个"群体"之后，我成功摆脱了冰毒。先别急着鼓掌。我根本就没清醒，在寒冷、黑暗的那几个月里，我宅在屋子里，胖了 40 磅（约 18 千克）。我抽烟、吃东西……等着长胖……又吃即食麦片。烟抽了一盒又一盒，麦片也吃了一盒又一盒。终于，我知道自己不该这样，于是回到了加利福尼亚。那时，母亲已经卖了她辛苦谋生的小店，搬到了圣何塞。我搬去跟她一起住，尝试把我破碎的生活拼成一整块，让它有目标、有方向。

我进入圣何塞城市学院学习，还在电影院找了份工作——卖爆米花。

在电影院中，我重新沾染上了毒品，我的生活变得更糟糕了。我一步步深深陷入下流社会的深渊。

那年 8 月，一个周二的早晨，才过完 20 岁生日没多久，我终于受不了了。当时，我住在凡尼斯大道南段一家贫民窟中的破旧旅馆里。我一直在屋里待着，一连几天，都离不开毒品。忽然我感到一阵心酸，至今都记得很真切，我仿佛看到了自己未来的样子——与童年时梦想的完全不同，我小时候希望进入常春藤盟校学习，为世界做出重要贡献。突然我意识到，如果不马上站起来离开那里，可能自己一辈子顶多也就是这样的人了。于是我抄起夹克，夺门而出。

我去了朋友的公寓，他大方地留下了我，让我睡了一觉，洗了个澡。恢复过来之后，我揣上传呼机，准备回去工作。好像上天冥冥之中的安排似的，几天前，我跟一个不错的小伙儿在加油站闲聊，约了这天下午 3 点见面。还真是神了，尽管我的生活一团糟，但我还是去赴约了。同样神奇的是，我俩没有吃饭、看电影。第一次约会，他就决定带我去参加戒酒戒毒的十二步骤治疗法聚会。更神的是，自从 1994 年 8 月 9 日那个神圣的日子起，我戒掉了酒和毒品，那天将永远刻在我的脑海里。

我对康复十分痴迷。我每天都参加治疗法的聚会，完成了圣何塞城市学院一年的学习之后，我终于又得到了加州大学伯克利分校的入学资格，两年后以4.0的最优成绩从认知科学专业毕业。我自己曾多年沉溺于毒瘾，于是这成了最让我着迷的研究课题。我只想知道大脑是如何运作的，为什么我这样的大脑都会脱离正轨那么远。关于深入研究大脑对食物的反应，那是之后的事了，但我最主要的兴趣就是在那时候萌芽的。

从学术上讲，我让自己的生活重回正轨，也重建了与家人之间的信任。但你若认为这就离圆满结局不远了，我猜你一定不知道被食物控制是什么感觉。

自由还远着呢

伯克利有数千名学生，而我偏偏被选为学生代表，在毕业典礼上代表学院发表主题演讲。这对我而言是莫大的荣誉，是我悬崖勒马、回归正途应得的奖赏。父母骄傲极了。但毕业那天，我并不兴奋，反倒是跪在自己的床边哭泣。

为什么呢？

因为我太胖了。

我知道一旦戒毒，体重就会严重反弹，但我忘了以自己本想藏起来的身材出现在这样的场合，是多么痛苦。减肥，从理论上听起来很不错，但每次我一坐下来写论文，就会弄一碗让自己舒服的食物寻求安慰。有时候，"让自己舒服的食物"不过是一盒红糖和一把勺子。

一天傍晚，我在山上俯瞰校园和远处迷人的金门大桥，忽然感觉筋疲力尽，就像有几百磅的重量捆住了我的脚踝，想必这就是中毒的感觉。随后我把手伸进超大的大衣口袋里，拿出一个棉花糖，吃了下去。30秒后，我又拿了个棉花糖吃，又过30秒，又吃了一个，根本就停不下来。我连让自己吃慢点都做不到。每次我努力控制自己的饮食，总是会以暴饮暴食结束。的确，毒瘾置我于危险的境地，但对食物上瘾更让我痛苦，而且食物上瘾比毒瘾的影响更隐蔽。对食物的上瘾可以在众目睽睽之下隐藏起来。我不能在校园中吸食毒品，但吃棉花糖绝对不会影响校园安全。

从伯克利毕业之后，我穿越整个美国进入纽约的罗切斯特大学工作，因为那里有全球最先进的大脑与认知科学研究。一到那儿，我就爱上了那里的工作以及跟我同专业的同事，但慢慢地，我的体重又不受控制了。纽约的冬天寒冷、多阴天，我总是睡到傍晚才起，身边堆满脏衣服和脏碗。我屡屡尝试减肥，暴食却越来越严重。以下减肥法我都试过：Fit for Life 减肥法、Body-for-LIFE 饮食法、普里蒂金饮食法（试了一遍又一遍）、苏珊·波特（Susan Powter）的不可思议瘦身法（Stop the Insanity）、USANA 无脂项目、去慧俪轻体（Weight Watchers）减肥机构（很多次）、拉奎尔·韦尔奇（Raquel Welch）全身变美健身计划、阿特金斯饮食法、Dexatrim 减肥药、正念饮食，以及埃琳·萨特（Ellyn Satter）的能力饮食（Competent Eating）。我阅读吉宁·罗思（Geneen Roth）的书，试着倾听自己的身体。我做过重量练习，跑过马拉松，做过私人疗法、群体疗法和催眠法。我尝试过忘掉减肥，集中精力更爱自己。我也参加过无数次，真的是无数次十二步骤治疗法聚会。有时候，我会把一大堆食物拿到垃圾桶旁，狠下心决定扔掉，再在食物上浇上醋，免得过后可能回来取走。但我好像最后从未真的把食物扔掉。

11 月的某一周，我暴饮暴食得太严重，膝盖发炎积液了，第二天早上都站不起来了。我给父亲打了电话，他接我飞回加利福尼亚，帮我预约了一位著名的饮食疾病专家。

她亲切温柔地向我解释，大脑通常会发出信号，告诉我们停止进食，但这信号对我不起作用，因为我的大脑和其他人的不太一样。她给我看了最近发表的研究文章中的两张图表。其中一张上是直线。她说：

"普通人吃饭的时候，刚开始是饥饿状态，慢慢就吃饱了。"接着她指向另一张图表，上面是一条 U 形曲线。她解释道："你在吃饭的时候，开始是饥饿状态，慢慢变饱，但是之后，吃到一半时，你便会回到刚开始吃饭时的那种饥饿状态。"

这个解释对我来说非常有意义！我真的好像从没感觉到饱过。诊疗结束时，专家给我开了处方——非常大剂量的抗抑郁药物，她说这也能帮我抑制进食的冲动。

但是这药并没有起作用。

因此，我给自己开了对症处方，而且知道这次肯定有效——我得了贪食症。

一年后，我遇到了我现在的丈夫戴维。他无条件地接受并支持我，通常比我还要有信心，坚信我可以打败肥胖。我们结了婚，在学校附近买了套小房子，我们俩加上他的狗和我的三只猫，从此结合成一个大家庭。但很快，我们发现自结婚以来，我俩习惯每顿都在餐馆吃，两人的腰围都变宽了，我的甚至比他的还宽。我当时还不知道，但是我确实正式越过了一条无形的重要界线，进入了肥胖的行列。

我俩决心开始进行比基尼身材挑战。我们四目相对，发誓要一起百分之百坚持并完成 12 周的挑战。这个方法包括每周 6 天的规定饮食和锻炼。周日则是"自由日"，想吃什么都行。我们严格按照计划执行，12 周后，戴维恢复了我俩第一次见面时又瘦又健康的身材。相比而言，我却快疯了。每逢自由日，戴维会吃一个汉堡、一份薯条和一小碟冰激凌——只吃一些列在"放纵"单上的食物，星期一早上又恢复正常。而我，不规定吃什么，几乎把想吃的吃个遍。最后几周，我对周末暴食的痴迷简直一发不可收拾。周三朋友来家里吃晚饭，我想做点好吃的，就想，可以把半天自由日挪到周三。到了周日，如果我半天吃了东西，另外半天就停不住了，于是我索性不管了。我可以多锻炼一些，把多吃的热量减下去，就没事了——除非我没法在午夜 12 点自由日结束前既锻炼又驱车去往那些我想去的餐厅和商店，买到所有想吃的东西。如果到了 12 点，我忘记了某样特别想吃的东西，就不得不等一整周，因此我最好还是选择……坚持下去。我本该专注于论文，但脑子里只播着一个电台，而且"每时每刻都在播报各种食物"。在 6 天的自控和周日的疯狂行为之间切换，于我而言就是精神毁灭。这个计划对我不管用。我不得不放弃。

不仅是我对自己失望透顶，我觉得我也让戴维非常失望。我违背了自己的诺言。我俩都清楚地知道，我根本改变不了自己与食物的关系。

但这次经历也让我第一次有了头绪。我想到了那个饮食专家。为什么"自由日"对戴维有用，对我却无效？我俩到底有什么差别，差得有多远？

到这时我还没有找到答案，但问题总算是问对了。

明　线

自 1995 年秋天起，我就在一直参加面向暴食成瘾人群的十二步骤治疗法聚会，来自这个群体的支持让我不再感觉那么孤单，但是并没有真的对我起作用——都已经 2003 年了，我却还是像 1995 年时一样痛苦。最主要的是，我的饮食计划完全由自己决定，我对糖和面粉上瘾，自己也避免不了。失败带来的失望让我几乎绝望，不仅是比基尼挑战，我觉得自己的婚姻也不幸福，这时我发现了另一个十二步骤饮食计划，它会给出明确的饮食指导。

5 月末的一个周三，我第一次参加了他们的聚会，决定试一试。真想不到，竟然有效。短短几个月，我竟拥有了苗条的身材，脚步变得轻快，满心尽是欢喜。我终于自由了！

我确信自己找到了化解全球肥胖盛行的解决方案，努力想让全世界都知道。但是渐渐地，我开始怀疑这个饮食计划能否解决大众的问题。首先，他们告诉我坚持食谱比顾及家人还要重要。其次，饮食计划中包含的聚会、电话和服务等内容占用的时间在每周 20 小时以上。最后，计划中的许多要求和食物规则极其随意，让人受不了，而且缺乏科学依据。比如，不同的时间，不同的活动发起者告诉我，不可以喝汤，不可以吃坚果、种子类食物、玉米、豌豆、樱桃、芒果、葡萄、豆子、小扁豆、素汉堡，甚至是拌蔬菜，这些食物都不够"简单"。我丈夫根本受不了这一切，忽然开始怀疑是不是愿意继续跟我过下去。真的，直到我跟了个新的发起人，情况才稍有好转，但这个发起人仍然关注上面的几个方面。我丈夫并不是唯一对这种高强度过程反感的人。在我认识的需要减肥的人中，只有极少数愿意尝试这个方法。当时我不这么认为，但是现在我明白了，这个十二步骤计划只对很少一部分人适用。不管怎样，我永远会感激这个方法。它在适当的时候满足了我的需求：强制戒掉糖和面粉，永远不能再碰。

最终真正"摆脱"糖和面粉之后，我的大脑仍旧过了好几个月才恢复。我的多巴胺受体严重受损，因此它们不可能一下子恢复到正常状态。它并不能自己好起来，但渐渐地，我的世界又恢复了彩色。自童年开始就反复折磨着我的抑郁症竟神奇般地完全好了，我也永远摆脱了抗抑郁药。我变瘦了，神志很清醒，能够思考，身体功能也能正常运行了。

我完成了论文，后与丈夫一起去了澳大利亚，进行两年的博士后研究，同时在新南威尔士大学作为研究员讲授心理学。两年结束之后，我们回到美国，我也成了终身心理学教授。我开始讲授一门饮食心理学课程。我回到了自己放弃比基尼挑战之后提出的那个问题：我的大脑对非结构化饮食的反应与戴维大脑的反应究竟有什么不同？我开始潜心研究与真正的可持续减肥相关的神经科学和心理学。

我也开始对许多人进行一对一指导，帮助他们减去多余脂肪，并保持不反弹。就我个人而言，我经历过不育治疗，生下严重早产的双胞胎，经历第二次意外怀孕以及一生中其他的起起落落，都扛过来了，而且并没有以暴食来寻求支持。

时间来到多年后1月的某个寒冷的早晨。当时是早上5点，按每天早晨的惯例，我正在冥想。我静静地坐在冥想凳上，脑海里涌现出一项庞大却很明确的任务：写《理想体重》这本书。我脑中的信息可以帮助无数人，理应与别人分享。这本书能帮助人们改变对瘦身文化的解读，从认为瘦身是"节制"与"控制"转变为认为其是明确的界线与自由。我历经折磨，熬过了年复一年的痛苦，也在过去 20 年间看着成千上万的人因不同的饮食计划或成功或失败，我知道哪些方法没有用以及内在的原因，也知道哪些确实有用及其原理，而且我很幸运，自己的学术背景能让我把这些零碎的想法串起来。我能够解释这一切背后的科学依据。我知道世界上有好几百万超重和不健康的人正深受折磨，渴望找到解决方法。就是在那天早晨的静坐中，我对这些人的祈祷和需求感同身受。是时候给他们一个解决方案了。

但问题是，我的生活安排得满满当当。每天早上 5 点是冥想时间，接着是 90 分钟的接电话时间，一个接一个的电话，每个电话 15 分钟，接受无数我帮助减肥的人提出的饮食规划请求。接着，我和戴维要准备送三个孩子去托儿所和学校。之后我就要去上班，在大学上课，还要指导学生。

但这本书非写不可。于是第二天早上，我 4:25 就起床写图书出版计划——赶在晨间冥想之前。我很勤奋，书也写得挺顺利，但过了几周，我发现，为了让这本书达到我所期望的目标，我需要建立一个"平台"。我根本没有时间做播客或做巡回演讲。以我现在的生活状态，我能想到的唯一可使用的平台，就是电子邮件简讯。我发誓每周写一到两封电子邮件，帮助人们了解与真正的可持续减肥相关的心理学和神经科学。结果我真的坚持下来了。

8 月 5 日，平台上线。到年末时，已经有 800 名订阅者。6 个月后，订阅者上升到 1 万名。再过 6 个月，10 万名，再过 6 个月，20 万名。总之，不到两年，订阅用户从零上升到了 20 多万名，真是极其难得。订阅用户越来越多，用户需求也越来越多。我开始办集中训练营。第一届训练营有 40 人参加。晚上，我把三个女儿哄睡着，批改完学生的卷子之后，通过在线电话会议为营员讲解材料。很快，在线集中训练营的注册人数上升到了好几千人，我便设计了一套完整的在线教程，辅以视频指导。很显然，我不能再边当教授边服务于这项发展迅速的运动了。我该怎么办呢？我曾希望一辈子当大学教授，直到退休。但是明线饮食法可以帮助那么多人，减轻他们的痛苦，这项运动必须得到发展，我无法视而不见。于是，我放弃了终身任期，将全部精力投入了这一事业中。

　　我雇了一个团队，一起发起了一个研究项目，记录集中训练营中营员的瘦身成果。从研究结果看，我们发现所有营员在 8 周时间内平均减掉 19 磅（约 8.6 千克）。有很多人减得比这还多，并继续减重，直到达到目标体重。截至本书最后一次编辑时，我们共帮助来自 75 多个国家的人减去了 300 000 磅（约 136 077.7 千克）。我们相信明线饮食法是世界上最成功的减肥方案，我们正在收集大量数据支持这一结论。

　　依靠这一数据收集工作和明线饮食法方案的成功，我遇到了另一个机遇。我受邀担任我的研究生母校罗切斯特大学的大脑与认知科学方向的兼职副教授。我们正在制订一个雄心勃勃的研究计划，计划的大纲会列在本书第 15 章的结论部分。

　　就在近期，我和我的明线饮食法团队定了个目标，我称之为珠峰目标。这一目标远大且非常惊人，但是我认为我们能够达到：到 2040 年或这之前，我们希望帮助 100 万人减到目标体重，且保持永远不反弹。届时，就有 100 万人可以生活得快乐、苗条而自由了。

　　这是一次狂野的尝试，但是其核心其实很简单。现代饮食习惯让大脑与我们背道而驰，但我们可以进行调整，让大脑为我们所用。我们并不软弱，也不愚蠢。我们只是被困在一个"化学仓鼠轮"中，找不到工具帮我们下车。现在有了。

　　在本书的第一部分中，我会给出科学原理，让你明白大脑中到底发生了什么，什么阻碍了减肥，标准美式饮食如何劫持了我们的激素与神经递质，让我们有无法满足的饥饿感、无法抵抗的渴望，以及无力抵抗意志力缺口。

接着，在第二部分中，我会解释明线饮食法如何改变大脑的运作方式，让其跟着目标运行，而不是与目标背道而驰，以此解决以上这些问题。我将为你介绍四条明确的界线来改变你的生活，让你和周而复始的节食生活说再见，四条界线分别为：面粉、糖、用餐时间与用餐量。另外，我也会给出一个公式，让你能够将这四条明线融入生活，完全不再需要意志力承受压力。

在第三部分中，我会展示明线饮食法的食谱。食谱可以灵活变通，因为我希望尽可能减少你在减肥过程中的痛苦。食谱也能与你正在使用的养生法很好地结合。无论你是素食主义者、严格素食者、原始饮食法坚持者、麸质不耐受人群，还是有特殊的健康状况或对某种食物忌口，明线饮食法都会对你有用。

第四部分和第五部分为你提供了一些工具，让长期减重不反弹成为现实。这就是明线饮食法与其他方法的差别。这一方法并不是告诉你该怎么做，然后让你自己去思索该如何长期坚持下去。减肥路上的每一步，只要你需要，我们将时时陪伴。我已经保持苗条10多年了，至今明线减肥法团队仍然每天都支持着我。

明线饮食法能终结你对吃的渴望，让你不再节食，打破你那持续不断、耗尽心力、折磨灵魂的减肥怪圈。如果连你自己都不想过得快乐而自由，那么我也没有什么必要帮你变瘦。生活得快乐、苗条而自由是你与生俱来的权利。我做到了。集中训练营的营员正在向这个目标前进。相信你也可以。

快加入我吧。加入我和无数在这条光明之路上携手同行的人吧。无论你的背景是什么，是否因食物曾遭受痛苦，无论你是超重几百磅还是只超重几磅，又或是身材正常，但对食物的痴迷让你抓狂，我们都相信你能拥有最美好的未来，我们会帮助你找到最幸福、最健康的自我。我们希望你能活得快乐、苗条而自由，可以放手去做你来到这世上本该去做的事情，而不是被体重或对食物的痴迷所阻碍。你的天赋值得发展，你的目标应当完成，我们希望你能放手去生活。

　　若我能摆脱生活的控制，那么任何人都可以。对此，我毫不怀疑。你有这个能力。

　　感谢你倾听我的故事。

　　接下来，请集中注意力，因为明线饮食法将改变你的生活。

爱你的

苏珊

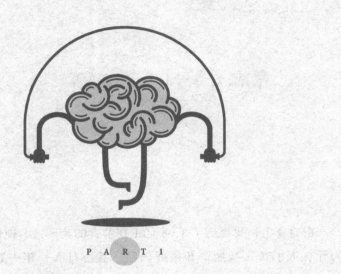

PART 1

第一部分

大脑如何阻碍减肥

第1章

CHAPTER 1

意志力缺口

在前言中，我提到了 1.08 亿正在节食的美国人，他们到底怎么了？为什么人们苦苦减肥，却屡战屡败，甚至有人一年失败四五次？我认为（当然也有科学为证），他们的大脑是减肥成功路上的绊脚石。可能你会问："为什么？""大脑怎么会阻碍减肥呢？"这似乎与我们所知的身体会自我监测、管理和恢复的常识背道而驰。如果我们是在正常环境下进化，那么身体本该具有上述功能，但是现代社会极大改变了我们的行为和环境。研究表明，现代食品与饮食习惯正严重影响着大脑的三大重要活动过程，使健康减肥几乎成为奢望。"明线饮食法"的目的就是恢复这些过程，让大脑重拾自我，从而达到减重的目的。选择"明线饮食法"并一直坚持的人能够成功减重，保持长期不反弹，因为这种方法让大脑和身体步调一致，达成共同的目标：活得快乐、苗条而自由。

我会在接下来的三章中逐一介绍大脑的三大重要过程；在剩下的章节中对"明线饮食法"进行介绍。记住，千万不要略过这部分直接跳到后面的"食谱"部分。因为你的邻居已经成功减重 100 磅（约 45 千克），才会把这本书给你，所以你也想赶紧减肥成功。但是你首先要弄清楚这几点：大脑到底如何运作？为什么你的减肥方法都以失败告终，但是"明线饮食法"能成功？

在本章中，我想先谈谈大多数人都觉得自己了解的一样东西——意志力。

什么是意志力

通常，我们会把意志力看作品德的一方面，或当成一种工具，我们越是集中，这种工具就会越强有力。那么我们该如何使用意志力呢？当然是控制它。通常人们都这么回答，这也揭示了我们的偏好。我们认为自己需要的意志力一直存在，等着我们去调动、召集、组织和召唤。如果我们召唤得不够努力，那么就不能控制自己的意志力。

不过，意志力并非你以为的那样，其运作的方式也跟你想象的不同。

每年1月都会有上百万美国人开始减肥。人们的邮箱中会收到无数新邮件，网上挂满广告，每本杂志、每条日间新闻都在谈论最新的时尚减肥法和塑身计划，大家做好了心理准备，认定这次减肥一定能成功。只不过人们并不知道，这些减肥方法设计之初，都默认大家的"意志力"是极为强大的。这些减肥法为人们设计好哪些可以吃，哪些不能吃，怎么锻炼，为什么这么锻炼，接着就靠你自己一步一步去打赢这场持久仗了。

健身房1月人满为患，2月却又恢复正常，就是因为这些减肥法。也正是因为如此，到春天的时候，大多美国人大抵已经开始第二轮减肥了。

我问我班上的大学生，心理学导论和饮食心理学对意志力的定义是什么。大多数学生都错误地认为意志力是人格中与生俱来的东西，是内在道德品质的表现。

实际上，以上两者都不是意志力。

意志力就是简单的大脑功能。虽然研究表明，意志力强弱受基因影响，[1]但是除了基因，其实还有很多影响因素。重要的是，我们要知道，意志力不仅是一种能够帮助你抵制诱惑的心理能力，也能够控制其他能力，比如集中注意力的能力。意志力监测着我们处理任务时的表现，控制着我们的情绪，最重要的是，还能帮助我们做决定。累了一天之后，你是不是也会想："别再让我做任何决定了！"你会让你的另一半或室友选择晚上吃什么，看什么电影，因为你决定不了了。这就是科学家所说的决策疲劳（decision fatigue）。[2] 这种情况确实存在。

佛罗里达州立大学心理学教授罗伊·鲍迈斯特（Roy Baumeister），可以说是世界上最权威的意志力专家，他把这种现象叫作"自我损耗"（egodepletion）。1998 年，他在《人格与社会心理学杂志》（*Journal of Personality and Social Psychology*）上发表了一篇合著论文，意志力因此成为科学探究的一个重要主题。[3]

鲍迈斯特在文章中描述了一个实验，即著名的"樱桃萝卜实验"（The Radish Experiment）。参与者需要禁食一整晚，第二天早上饿着肚子进入实验室。随后他们被先后带进一个房间，里面满是新出炉的烤饼干的香味。接着，参与者需要坐在一张桌子面前，桌上放着两样东西：一碗生的樱桃萝卜和一盘满满的碎粒巧克力饼干与巧克力糖。工作人员告诉第一组参与者，他们填写问卷的时候可以吃萝卜，但绝不能碰饼干和糖，因为这是要用来做其他实验的。第二组参与者被告知可以吃饼干和糖，但最好不要碰萝卜。第三组参与者进入时，房间里没有食物。每个人有 15 分钟时间完成问卷，接着工作人员会把他们带到隔壁房间，告诉他们要开始"真正的实验"。工作人员引导他们，让他们以为要进行智力测试。但试题其实是一套几乎解不出来的几何难题。研究人员会记录参与者尝试解题的次数，以及坚持做题的时长。

一开始在房间里坚持了 15 分钟，没有碰饼干的参与者，意志力几乎已经所剩无几，支撑不了他们去做这些难以解答的几何难题，之后只坚持了 8 分钟，他们就放弃了。但是吃了饼干的参与者，以及房间里没放食物的对照组，坚持解题的时间将近 19 分钟，尽管这些题根本就解不出来，但他们还是一遍又一遍地进行尝试。他们是有意志力的。

这是第一个实验，研究者意识到："哇！意志力原来是一样东西。"千真万确。1998年之前，科学家并不知道原来意志力是可以测量出来的。鲍迈斯特继续研究，证明自己的想法：如果把自控力都用在了生命的某一种功能上，就会耗尽这一珍贵而有限的资源，我们也就没有精力去控制其他身体功能了。[4]

了解这点很重要，因为在自然情况下，我们大多数人的自控力一次只能维持15分钟。⊖没错，是15分钟。（如果你的手机只充了15分钟电，你认为会怎样？）许多活动和压力源都会消耗自控力，比如查邮件。你可能不会注意到这种事，但其实每查一封邮件，大脑都需要做出很多决定。删除？阅读？保存？回复？全都查了？现在查？待会儿查？怎么回复？

情绪控制也很耗费自控力。比如接孩子放学，带他们回家，陪他们活动、写作业，然后吃晚饭，给他们洗澡，哄他们睡觉，还要跟他们拌嘴，听他们发牢骚，都得耐着性子。这都会耗费意志力，而且耗费得很严重。有多少次，我们熄了孩子的床头灯，就想直接奔向厨房？你或许没觉得这中间有联系。这一联系其实是大脑中的葡萄糖。一项研究表明，如果遇上审批假释的法官该吃饭的时间，或可能只是该吃点心的时间，犯人只有15%的机会获批假释申请。但如果法官刚休息完，犯人获批假释的概率就有65%。[5]为什么会这样呢？

大脑中的意志力

意志力产生于大脑的前扣带回（anterior cingulate cortex）。

前扣带回的正后方是前额皮层（prefrontal cortex），是大脑中负责进行理智判断的位置（见图1-1）。

⊖ 在几次研究中，15分钟的诱惑足以让一部分实验对象在接下来的任务中表现得不尽如人意。

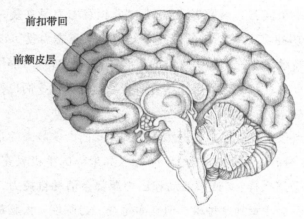

前扣带回

前额皮层

图　1-1

　　整个大脑的运转需要葡萄糖，而前扣带回对葡萄糖含量的波动尤为敏感。[6] 若葡萄糖含量下降，这一区域中的活动就会变得如蜗行般缓慢。大自然与我们玩的最残酷的把戏是：当我们连续工作几个小时，或者结束漫长的一天时，身体中的血糖水平已经达到一天中的最低值，大脑就会不理我们，于是对于晚餐吃什么，我们也就根本无法做出明智的选择了。

　　在上述两块功能区中，到底是哪一个让我们在 1 月上旬又开始节食了呢？节食的人每天醒来时都想得很好。他们会锻炼，但消耗了自己的意志力。他们会度过平常的一天，无论是在家带孩子，还是工作，他们都需要控制自己的情绪，而这也会消耗意志力。他们会查收邮件，几乎每时每刻都得抵抗食物的诱惑。扛到晚饭时间，他们中的许多人会对自己的另一半说："我们点比萨吃吧。"其实他们自己都不知道为什么会这样。

　　他们这是掉进了意志力缺口中。

　　扪心自问，有多少次，你早上计划得很好，晚上却叫了外卖，只因为你筋疲力尽？你对自己说，哎呀，好吧，我明天再减肥。抑或是你赶了好几个小时报告，结束之后在茶水间看到了一个甜甜圈？如果你真的吃了它，其实不是因为你饿得虚脱了，只是因为你是个正常人。

　　抗拒诱惑这件事是非常消耗意志力的，因此罗伊·鲍迈斯特和他带的一名研究生想知道，人们单是抗拒诱惑，需要花费多少时间。他俩决定一探究竟。他们与德国同事霍夫曼（W. Hofmann）一道，[7] 给实验对象发放了传呼机，每天不定时呼叫 7 次，询问他们："嗨，你在做什么？是不是在抵抗某一欲望或渴求？如果是的话，具体是什么？"他们从 205 名参与者身上收集了超过 7827 条即时反馈，得到的数据非常惊人。

人们平均每天有 4 小时花在拒绝某些欲望或者渴求之上，[8] 如睡意、偷闲、性事或刷脸书。上述欲望均榜上有名。那么哪种欲望是人们要花最多精力去抵抗的呢？是食物。目前为止，食物是我们最渴求的东西。我们每天想它的时间比大脑能够拒绝它的最大限度还要多好几个小时。食物简直无处不在，就算我们向它屈服，别人也可以接受（但不太能接受我们屈服于其他欲望，比如上班时间偷跑去看电影，或者跟隔壁工位的同事发生关系）。现在你该开始相信，仅靠想要减肥，就能成功，是多么荒唐了吧。

但也有一些事，我们做了之后可以恢复意志力。葡萄糖就可以让它恢复。[9] 祷告、[10] 冥思、[11] 社交、[12] 睡眠 [13] 与感恩也都可以恢复意志力。[14] 做这些事是有用，但据科学家布莱恩·汪辛克（Brian Wansink）统计，我们每天平均要做 221 个与食物相关的决定。[15] 你没听错，是 221 个！仅一两个意志力小缺口就足以让减肥进入停滞期，而且大多数人遇到的可不是什么小缺口。我们遭遇的是大峡谷，能让减肥计划完全脱轨，让我们前功尽弃。而且还不是遭遇一回就完了，我们会一次又一次地遇到。

有的减肥计划规定得非常细致，告诉你怎么锻炼，什么能吃，什么要忌口，但是不包括对使用者行为上的干预，以帮助他跨越意志力缺口。这种计划压根就没用。

你所需要的，是假设你根本就没有意志力，而且在任何情况下都适用的计划，因为你总会有耗尽意志力的时候。明线饮食法就是要解放你的意志力。不管你了解多少营养知识，只要你吃东西时只是匆匆选择，那就没什么用。最重要的是要跨过意志力缺口，在第 6 章中我会详细讲解。在第 6 章中，我会教授一些技巧，这些技巧可是明线饮食法的基本原则，我的挚友帕特·雷诺兹（Pat Reynolds）就是靠这些技巧在 14 个月内减了 190 磅（约 86 千克），而且没有反弹。

最重要的是，你就不会去想自己意志力薄弱这件事。过去的你一直依靠大脑中的某一部分，且它根本就担不起这么重的责任。不过，别担心，看完本书，你就有答案了。

案例分析：林恩·库尔斯顿（Lynn Coulston）

最高体重：250 多磅（约 113 千克）

目前体重：103 磅（约 47 千克）

身高：62 英寸[⊖]（约 157 厘米）

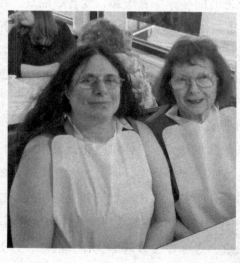
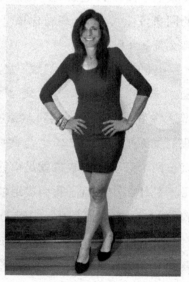

说出来你们都不信，我小时候真是瘦得皮包骨。可是在过去的 35 年里，我减了肥就反弹，屡战屡败，各种减肥法我都试过，但每次都会反弹。粗粮减肥法、西柚减肥法、HCG（绒毛膜促性腺激素）减肥法、

　⊖　1 英寸 =2.54 厘米。

SlimFast牌代餐粉、饮水减肥法、慧俪轻体减肥机构以及素食减肥法，我尝试过的方式太多了，也做过不少锻炼。有几次我确实瘦下来了。婚礼那天是我最瘦的时候，当时靠节食和吃Ex-Lax牌排宿便巧克力，我都能穿下5码（相当于S码）的衣服了。当时我真的特别痛苦，但就是瘦下去了。在那之后，同样的方法我又试过几次，但再也瘦不到那时候的体重了。最糟的是，每次瘦下去，不到3个星期，我就又吃回去了，甚至比减肥之前还要重。

之后那些年，我一有压力就吃：觉得工作不稳定时，在自动贩卖机上买东西吃；医生告诉我怀不上孩子时吃；学校的压力太大时吃；努力挽留我的母亲时吃。母亲过世后，我就完全不节制自己了。我最重的时候有250多磅。也就是从那时候开始，我不再称体重了。我夜里哭着入睡，醒来被自己惊到，因为还是那么胖。我那时候觉得身上的肉能自己神奇般地消失。但等待我的总是失望，于是我又吃得更多来补偿自己。我会用家里最大的搅拌碗装满爆米花，往里倒一瓶龙舌兰糖浆，再撒上很多盐。不管你信不信，我当时觉得这就是"健康的焦糖玉米"。

我最糟糕的饮食习惯，就是经常去塔可钟（Taco Bell）点3份一打装（12个）的墨西哥卷饼。我先在车上吃完一打，再把剩下的两打带回家，我和丈夫一人一份。我丈夫身高73英寸（约185厘米）。我能把我那份都吃完，但他一次只吃得下一半。

结果，我的膝盖严重受伤，都下不了楼梯，连吃饭都要丈夫送上楼。我真是丢脸到家了，而且还很痛苦。我的脚趾神经发生病变了。而且我肯定自己已经徘徊在糖尿病边缘，但就是不愿意去看医生。唯一一次出门是去参加葬礼，但我拉不上半身裙的拉链，只能祈祷我的肥肉能挂住它。

接着，我又开始素食减肥法，靠它减到了150磅（约68千克）。我特别开心，但一坐下，腰上的"游泳圈"都坠到大腿上了，真是尴尬不已。我脑子里无时无刻都是自己的体重，绝望之余我又开始吃东西，接着又开始反弹。我好像完全沉浸在食物中无法自拔。

就在这时，在我常浏览的素食减肥网站上，有人提到了明线饮食法。我看了它的介绍视频，就一头扎进去了。我靠明线饮食法减掉了最后这50磅（约23千克），现在穿的是0码（相当于XS码）的衣服，也能轻松穿下我的婚纱了。减肥成功至今我已经保持了一段时间，而且我意识到自己这一次应该真的不会再反弹了。最棒的是，我现在可以坦然面对食物，因为我知道该吃什么食物，也知道我吃的东西能帮我保持住目标体重。

我的脚趾神经病变也好了，体脂率是17%，静息心率是50，血压是90/60，我再也不需要药物治疗了，1月还跑了一次马拉松。虽然我跑得慢，但坚持下来了。我曾经非常厌恶自己、怀疑自己，甚至患有慢性抑郁症。但现在，我对自己的看法完全改变了，我很自信，再也不抑郁了。

明线饮食法最大的好处是把我从对食物的执迷中解放出来，让我可以考虑别的事情。知道自己可以永远保持理想体重，简直是世上最幸福的事。这虽然只是一种饮食方法，但是真的奏效，而且永远不会反弹。我收获了一种全新的生活方式，真的感激不尽！

第2章

无法满足的饥饿感

读完第 1 章，你该理解了，不是你"意志力薄弱"，只是因为你是正常人，有一个普通人的大脑。意志力薄弱与大脑毫无关联，长远来看，依靠你的意志力进行的减肥计划，注定会失败。科学证实，意志力的局限性源于其在大脑中形成的方式，加之不同的压力源和现代快节奏社会的影响，让我们很容易选择对身体无益的食物。这样的选择会引起大脑的一连串活动，最后形成两种情况：无法满足的饥饿感和无法抵抗的渴望。

在接下来的两章中，我们要讲的就是以上两种情况。从历史角度看，这两种情况都是新现象。饥饿感当然不是新出现的，它是人类赖以生存的重要动力。新的是，食品空前丰富，加工异常复杂，这一情况带来的后果很有趣，却也非常可怕。这扭曲了我们自然的觅食需求，把它变成了我们以前从未接触过的野兽。

在人类历史上，大多数时候食物都比较稀缺。我们只能有什么吃什么，什么时候吃得上才吃：植物成熟了，或我们跑得够快抓到动物了才能吃。因为常常会饿肚子，所以人类天生就能不吃东西扛一段时间。没东西可吃的时候，我们的身体能快速适应，降低基础代谢率，并放慢身体循环，扛过食物较少的时候。[1]在完全吃不到东西的情况下，身体能靠储存的葡萄糖运作至多 3 天；之后，为了生存下去，肝脏就会开始分解身体的脂肪和肌肉组织。[2]挨了几个星期饿之后，身体的器官就开始自我分解成身体需要的养分。即使是在正常的减肥过程中，以剧烈运动来燃烧更多热量，也只能降低身体的静息代谢率。[3]简言之，在再次吃到食物之前，身体都能适应环境并生存下来。

　　事实证明，我们的身体所适应不了的，是通过不间断的自助餐式饮食摄入的热量，不仅仅是普通的热量，还包括经过深加工的或是精制的食品。在进化史中，人类从不需要与上述情况做斗争。然而现代的食品体系与饮食习惯对人类提出了挑战：深加工和精制食品泛滥，而且无处不在。我们的身体一股脑儿地接收了这类食物之后，一时不知所措，我们所看到的肥胖率实际上是身体反应的外在表现。

　　这种情况对我们有何影响？

　　会损伤大脑。

什么是无法满足的饥饿感

　　那么，"无法满足的饥饿感"是什么意思呢？从人类的进化角度看，其实就是一种全新形式的饥饿感。这种感觉不是"我只有吃了东西才能开始新的一天"，而是"我刚吃完正餐，啃了一整包薯条，现在又想去冰箱拿块雪糕吃"。这就是所谓的无法满足的饥饿感。

　　说到这一点，我就想起，有很多次，当我吃完大餐想再点份甜点，或者吃完饭又回厨房觅食三四次时，我就会向自己的身体确认，问它是不是真的饿了。身体发出的回答是"不"，但大脑立即予以否定，因为身体的回答和自己的欲望不一致，甚至可能阻止自己进食。最后的答案就成了：我就是需要再吃点。无法满足的饥饿感占了上风，势不可挡。

　　科学家注意到，这种令我记忆犹新的冲动与真正的饥饿感有两大不同之处：首先，其不寻常之处在于，总是有种强烈的坐着不想动的感觉伴随着它。想想现代人的活动——看电视的时候吃，看书的时候吃，查邮件或者上网的时候吃，看比赛的时候吃，看电影的时候吃，坐在车里的时候也要吃。而且我们吃的都不是正餐，通常是自己允许自己吃的餐间点心。我们把生活过成了自助餐——一顿不间断的、坐着用餐的自助。之所以谈到这一点，是因为稍后我会向各位介绍我们的一位啮齿类同伴——老鼠。

然而，不管是在历史上还是在进化的过程中，人类并不是一直都像上面说的那样。过去，只要吃了东西，人就会收到生理信号，开始活动起来。浆果树丛上挂满熟透的果子，或是部落里的同伴猎杀了一头角马的时候，我们才能饱餐几天，这时候大脑就会指示我们活动起来。那样才是对的。重要的是，我们摄取的热量应该用于维持自己的生计：我们必须种植、贮存更多粮食以备不时之需，修建住处或者求偶。过去，有了食物，就能激发活动。但现在变了，食品只能带来迟缓的行动。

其次，现代饥饿感的不寻常之处在于吃东西根本无法满足它。我在引言中写道，几年前一位饮食疾病专家告诉我，超重的实验对象表示，他们一顿饭吃到一半的时候，感觉更饿了。而且他们通常吃完饭还是像开始吃饭的时候一样饿。[4]这就是被破坏了的反馈机制做出的反应。时至今日，我对这些研究发现真是感同身受。我记得我还很胖的那会儿，好像从没吃饱的时候。就算是饱了，我也不会因此不想吃别的了。吃饱的时候，就算已经撑得难受了，我也会等半个小时，缓过来一些了又继续吃。

这不是人体正确的运作方式。我们的身体中有一种补偿机制，能够控制我们约束自己对热量的摄取。许多家长对此肯定很熟悉，因为有时，只要是没锁起来的东西孩子就都想吃，有时却好像光吃饼干和空气就够了。这就是补偿机制。实验表明，如果孩子一顿饭吃了很多，之后就会自然而然地减少摄入，吃饭时多吃了多少，之后就减少多少。[5]但我们正在慢慢地失去这种能力。

美国康奈尔大学食品与品牌实验室主任布莱恩·汪辛克教授好奇是何种信号让我们决定自己是否已经吃饱。这个问题很简单，对吧？饱应该是一种感觉。且不谈正确与否，汪辛克教授想出了一个绝妙的方法，用一个自己会"生"汤的碗来做测试。碗底连着隐藏的软管，实验对象每喝一勺，碗里就会多一勺汤，一切发生地神不知鬼不觉。[6]碗里的汤怎么也喝不完，就没有信号提醒实验对象他们已经"饱了"，那么会发生什么呢？这组实验对象比用普通碗喝汤的那组多喝了73%的汤。但是在离开实验室时，两组实验对象给自己的饱腹感和喝汤量打的分数是一样的。实验中途，在不用"生汤"碗的情况下，实验对象差不多该喝完一碗汤的时候，布莱恩询问实验对象是否已经吃饱。他们看了眼还剩一半的汤碗，困惑地顿了一下，回答道："没啊……怎么可能吃饱了？一碗都还没喝完呢。"

　　这说明了什么？为什么会有这样的结果？我们到底怎么了？别急，有很多种可能——可以说是很多种原因造成的。艾伦·戈德哈默（Alan Goldhamer）博士是真北健康中心（TrueNorth Health Center）的创始人，同时倡导植物性饮食。他做出假设，认为人类饮食中热量的密度是在不断提升的。[7]历史上，人类食物的热量密度并不高。人类能够吃到的主要是植物、有机谷物和少量的动物蛋白质。就算吃大量蔬菜，我们也不会摄入过多热量。因为人类胃黏膜上的受体能够轻松地告诉大脑方才主人吃了多少东西，吃的都是些什么。而现在，我们能吃到甜甜圈，能在汽车穿梭店买咖啡饮料，本只想垫垫肚子，却吃下了我们一天所需热量的大半。食物的体积及其热量不再像过去一样成正比。

　　人工甜味剂是另一个重要的影响因素。第6章会对其进行详细说明，总之最基本的是：人工甜味剂没有热量，所以吃了它，身体根本没有东西可消化，但它对胰岛素系统的影响其实与糖的影响十分相近。舌头一感受到甜味，大脑中的受体就会兴奋，胰腺于是将大量胰岛素输送到血液中，身体准备就绪，等着处理小糖粒儿……只不过糖粒儿根本没进来。[8]这一点就足以破坏上述反馈循环了。

　　此外，人工甜味剂让我们急切渴望真正含有糖分的东西，下次能够吃到含糖的食品时，我们就会过度放纵自己。2010年，普渡大学心理科学系的特里·戴维森（Terry Davidson）博士与同事进行了两项实验，证明食用超甜口味酸奶的老鼠比食用葡萄糖口味酸奶的老鼠多增重29%。用无热量甜味剂代替糖，让它们事后能吃下更多甜食，也让它们增重了。[9]

用餐时间是另一个影响因素。直到前不久，用餐还不是取决于个人的时间安排，而是由整个群体的时间安排决定。整个部落一起吃东西，能确保有限的资源分配公平。工业革命前，人类以农业为生，全家人早晨吃过饭后，直到中午才能休息一会儿吃顿正餐，再吃下一顿就要等到天黑睡觉前了。后来人们进入工厂、下到矿井工作，换班制决定了工人，有时甚至是整个镇子的饭点。如今，不管在一天中何时用餐都能够被接受。若商务会谈定在饭前，桌上会摆上丹麦酥皮饼；若是定在午后，也会有一盘曲奇饼。茶水间会供应甜甜圈，家长会上有百吉饼和曲奇饼。到处都有咖啡喝，还会配上糖包和奶球。每时每刻都可以进食。我们的思维发生了转变，而孩子是最大的受害者。那时候我的女儿们还小，我送她们上学时，发现每玩半小时或听半小时音乐，她们就有金鱼饼干或葡萄干吃。我在大学讲课期间，学生来上课时手里通常都拿着零食。在饮食心理学课上，我通常会问："谁能够每天一日三餐都不落？请举手。"学生会一脸茫然地看我。像在说，我们用不着吃早饭，我们"到哪儿都有东西吃"。

没错，上述因素都对饥饿感有影响。但是还有更深层的原因，为了理解它，我们必须了解饥饿感是如何在大脑中形成的。

瘦素与下丘脑

下丘脑位于大脑深处（见图2-1），仅有杏仁大小，包含着许多不同功能的小核酸。下丘脑是最接近大脑内部恒温器的，其分泌的激素能够刺激脑垂体，从而控制饥饿感、体温、亲子依恋关系、性冲动、口渴、疲劳、睡眠以及生物钟。下丘脑是重要的指挥中心，许多重要事物在这里得以保持平衡。下丘脑位于脑干上方，下面我们会谈到脑干。

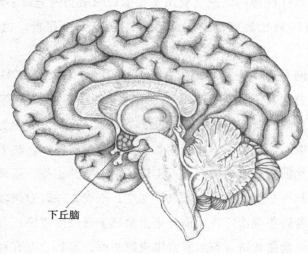

下丘脑

图　2-1

　　本章将重点介绍其中一种激素，及其如何影响下丘脑，从而令下丘脑时刻控制我们的饮食。这一激素被称为瘦素。

　　关于瘦素的故事要从 1949 年讲起，在一群体重正常的小鼠之中，有几只长大后却与同胞兄弟长得完全不同。[10] 让科学家惊讶的是，这几只与众不同的小鼠既不活跃也没什么好奇心，它们不像普通的啮齿类动物那样在笼子里乱跑。事实上，它们几乎一动不动，或者说，从来不动。虽然不动……但是它们会进食。它们就坐在食物旁边，从早吃到晚。尽管吃的只是些颗粒状的食物，但它们总好像没吃够似的。没过多久，这几只小鼠就变得很胖了。它们对食物简直是痴迷，只有移动食槽才能使其屈尊移驾。通常它们会慢吞吞、摇摇摆摆地挪到食槽边，扑通一下坐下，继续吃。科学家知道，这几只特殊的小鼠体内一定有什么重要部分出现了问题，但无法确定到底是什么，于是他们继续进行选育实验，直到找出问题的根源。直到 1994 年，在观察了这群肥胖的特殊老鼠 8 年之久后，洛克菲勒大学分子遗传学实验室的杰弗里 M. 弗里德曼（Jeffrey M. Friedman）才得到了结果。1949 年的一次非人为突变让有些小鼠失去了一种隐性基因——肥胖基因。[11]弗里德曼与同事一起观察注射该基因后小鼠食用面包糠情况的变化，从而发现了肥胖基因的功能。它能够产生一种激素，该激素的功能是向小鼠的大脑发送信号，让它们停止进食，多运动（见图 2-2，左侧是只缺失了制造瘦素基因的小鼠）。弗里德曼将这种新发现的激素称为瘦素（leptin），源自希腊语 leptos，意为"瘦"。

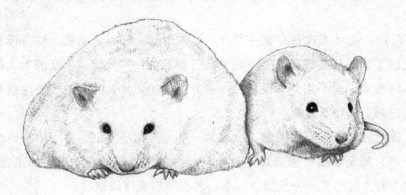

图　2-2

难道是因为这些小鼠道德有缺陷？还是因为它们不聪明或太懒？是不是需要搞一场教育运动来教育它们适量进食、每天锻炼？都不是。它们需要的只是瘦素。若体内没有瘦素，大脑就会认为身体一直处于饥饿状态。大脑认为，停止进食并开始锻炼这件事不太保险。但是大脑中的瘦素会说："好嘞！食物补充完毕！去建房，去种地，去生娃吧！"

毫无疑问，这些小鼠注射了瘦素之后，就对食物不感兴趣了，开始自愿爬进跑轮中，而且瘦了回来。

这就是答案！

当然，制药行业立马开始斥巨资研究如何才能制造出瘦素胶囊，并获得专利。[12]靠一颗胶囊，就能让每个人控制自己，远离食槽，跳进跑轮。唉，只不过制成胶囊的瘦素并不能让超重的人瘦下来，也许命运如此，或者生理状况决定了这一点。直接注射瘦素也行不通。这是为何？其实，我们跟那些小鼠的问题还不一样。它们是因为制造瘦素的基因完全缺失，体内才没有瘦素。但人体内是有瘦素的。事实上，超重人群血液中循环的瘦素其实多于苗条人群。

这一现象很合理，因为瘦素产生于脂肪细胞。瘦素就是满足感反馈机制中缺失的那环。我们吃了一大堆东西之后，身体燃烧不了的那部分食物马上进入了脂肪细胞。脂肪细胞"吃饱"后就会分泌更多瘦素，通过血液循环进入大脑，跟它说："别再吃了！找点事做来消耗多余的能量吧。"

所以，为什么这些瘦素一直在血液中游走，却并未示意大脑告诉我们吃饱了？是什么破坏了这一完美运行的系统？笼统地说，是因为人体会抵抗瘦素，这一点科学家已经知道好多年了。[13] 人的大脑无法注意到或"看到"循环于血液中的瘦素。

我绝对忘不了那种感觉。一宿又一宿，坐在沙发上，并不愉悦地吃着东西，甚至很多时候尝都不尝一下，也许曾经有过饱或满足的感觉，但很少有这种感觉——安慰、麻木、恶心的感觉旗鼓相当。

所以我们现在的问题是，瘦素在体内受到抵抗，背后的原因是什么？朋友，你要知道，这个问题的答案可是肥胖研究中的圣杯。只要解决瘦素为何受到抵抗这一难题，你就破解了肥胖盛行问题的密码。不久之前，确实有人破解过密码。在加利福尼亚大学旧金山分校医学中心，一支由罗伯特·勒斯蒂格（Robert Lustig）博士带领的队伍发现了普遍出现的瘦素抵抗现象的诱因。

朋友们，这一诱因就是，胰岛素。正是它在阻碍大脑感知瘦素。[14]

胰岛素

如今，大多数人都或多或少听过胰岛素。我们知道它与糖尿病有关，也能够控制血糖水平。

这就算是很好的开始了。

事情是这样的：人体的细胞需要血糖提供能量，但血糖无法直接进入大部分细胞中。你吃完东西后血糖水平就会升高，下丘脑会通知胰腺，向血液中释放胰岛素。胰岛素便会附着于细胞之上，告诉它们开门迎接血糖，因此胰岛素被称为"关键性"激素。它会让身体知道是现在就用糖制造能量，还是先储存起来，以后再说。有了它，血糖水平既不会太高（高血糖）也不会太低（低血糖）。

但凡有人读到过相关新闻，报道发达国家确诊 2 型糖尿病的患者人数激增，就该知道全球饮食习惯的改变正在拉高人类的胰岛素水平，甚至超出了身体在不锻炼的情况下所需的胰岛素水平。有关超重儿童的研究表明，在小学至高中阶段，基础胰岛素水平会上升 45%。[15] 我们谈论的是平均水平，而不是像自动贩卖机卖出的任意一袋零食中装着图钉那样随机的情况。全球饮食习惯的改变导致胰岛素水平过高，而这几乎影响了所有人。

科学家知道肥胖与胰岛素分泌过多有关，但在加利福尼亚大学旧金山分校的研究队伍发现胰岛素与瘦素的联系之前，我们根本不了解原来胰岛素过量分泌会产生如此严重的影响。

但现在我们明白了。它会对瘦素造成阻碍。从神经学角度看，这种情况还发生在似乎最不该阻碍瘦素到达的部位。

脑　干

过去，我们认为瘦素在到达下丘脑时受到阻碍，这一想法没错（也已经算是一个很不好的消息了），现在我们又得知，瘦素也会在其他部位受到阻碍，这个部位就是脑干（见图 2-3）。[16] 脑干有时也被称为"蜥蜴脑"，位于大脑底部，在结构上与脊髓相连。如果瘦素无法到达脑干，会产生何种影响呢？大脑中有的部分能帮助我们思考、争辩或应对各种可能出现的场景，而脑干很特别，它所负责的是我们自己无法控制的事情，如最基础的呼吸、吞咽、血压和心脏功能，以及我们是清醒还是昏昏欲睡。总之，脑干是大脑中最重要的一个部分。

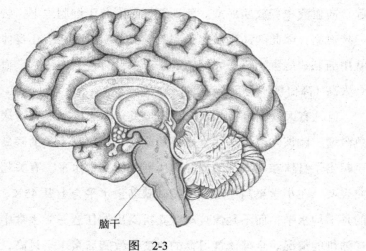

脑干

图 2-3

不过你还是可以试试，也许你能拗得过自己的脑干，但顶多也只能坚持那么一瞬间。例如，你步履轻快地爬十层楼梯，自己"决定"爬楼的时候只用鼻子慢慢地呼吸。刚开始时你确实能做到，但到了一定的时候，脑干就会占上风，获取其需要的氧气。不管喜不喜欢，你都会开始呼吸加重。这根本由不得你。面临生存还是毁灭的问题时，就是脑干说了算。

瘦素竟然达不到如此重要的地方！大脑中最主要的部位却接收不到激素的提醒，告诉我们饱了，已经摄入了足够的食物。体内有瘦素抵抗的人，脑干当然确信身体正在挨饿，所以他们才会坐在沙发上，对脑干言听计从，一直吃个不停。

我们吃的又是什么呢？全世界的人伸手拿来吃的到底是什么？

其实就是那些让我们的胰岛素水平升高的食品。

案例分析：林登·莫里斯·德尔里奥（Linden Morris Delrio）

最高体重：189 磅（约 86 千克）

目前体重：127 磅（约 57 千克）

身高：68 英寸（约 173 厘米）

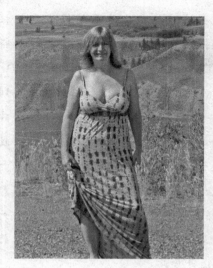
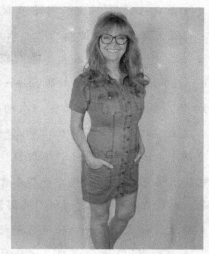

　　1956年，我出生在加拿大艾伯塔省埃德蒙顿，是家里五个孩子中最小的。那时家里很穷，生活也不太幸福。酗酒、矛盾是常有的事，很多时候，我在生理上和心理上都缺乏安全感。除了要努力追求正常生活，我也非常烦恼，因为我不得不面对自己身体上的小缺陷——我的左手天生缺失四根手指。更糟的是，我还天生是个左撇子……是不是很疯狂？

　　尽管如此，小小年纪，我在学校就表现极佳，也很好地克服了身体上的缺陷，但是我的内心还是觉得生活实在不易。因为我不得不承受其他孩子的嘲笑和嫌弃，8～11岁那几年，我还遭受了非法性侵。现在回想起来，难怪我当时要在一些事物上寻求慰藉，鼓励自己积极面对生活。正是食物包裹起了我内心的缺憾、厌恶与羞愧。我家穷，吃的东西也没那么健康。沉闷、寒冷的冬日，我们吃的是饼干蘸肉汤和大碗的酱油拌饭。每周日，我都用本该捐给教会的钱买大份薯条吃。

　　但是吃了那么多薯条，也不足以摆脱生活烙刻在我身上的贫穷、上瘾和污迹。

　　上中学时，我发现吸毒能减重。自那时开始的几十年时间里，我一直在艰难地减肥，虽然能减下去，但每次都会反弹。糟糕的是我每减一轮，体重基数反倒会上升一些。

但我从未停下。我经常泡在健身房，也尝试过慧俪轻体减肥机构、血型减肥法、原始人饮食、阿特金斯饮食、低碳水、低脂、脱脂饮食法、麦克杜格尔医生（Dr. McDougall）饮食法、弗曼医生（Dr. Fuhrman）减肥法、举重与健身法……总之试过的方法数不胜数。直到2014 年，我对自己和生活带给我的一切彻底失去了信心，希望完全破灭。最主要的是，我觉得生活就是一场欺骗，也意味着失败。当然，我的生活中也有成功的地方，不过说实话，就靠我打包的那些吃的，加上因吃得太多而引起的困倦，我根本无法顾及生活中的所有方面。我还曾祈祷，希望自己能患上贪食症[⊖]，那样我就能控制体重的增长。日子一天一天地过去，我每天一睁眼就开始计划这天要大吃大喝些什么，睡觉前又下决心第二天不能再这样。但每天还是如此。

后来我听说了明线饮食法，刚开始用时挺担心的。但是使用了这个方法 24 小时之后，我竟开始锻炼，还能跑步了。我真的投入进去了，非常集中，一心一意。我一直坚持，严格遵循食谱，直到减到理想体重。

6 个月的时间，我一共减重 63 磅（约 28.6 千克），现在已经过了一段时间，但我仍轻松保持在 125 ～ 129 磅（56.7 ～ 58.5 千克）。活到 59 岁，我才改变了自己过去对理想体重的定义。现在的体重，是我从前想都不敢想的！

大多数时候，我对食物的兴趣都被转移了。现在我想穿什么都可以，而且都很好看。过去我的心脏状况不佳，右心室流出道值不正常，现在也都克服了。从前我的心脏常常出现致命性危险，现在完全正常了。

我在使用明线饮食法的人群中结识了好友，还找到了另一半，这都出乎我的意料。我从未想过能够收获这么多关心和善意，更没想过我自

⊖ 患者会出现进食行为异常，进食欲望难以控制时会大量进食，进食后担心自己发胖，故常常会自行催吐，服用泻药或增加运动量等来消除暴食后引起的发胖。——译者注

己也会给予他人同样的关心与善意。在工作上，我也晋升到了现在的职位——网上社群支持服务总监，这个位置也让我最终找到了自由，摆脱了对食物的疯狂痴迷。

慢慢地，体重下去了，我开始一点点重拾自己的绘画事业，我也热爱爵士乐研究，包括吉他、大提琴、钢琴与声乐，希望有一天自己能够进行专业爵士乐表演。不管发生了什么，我都会积极迎接日常生活中的旅程与美好。

一切都改变了。很多时候我的精力就像用不完似的。我觉得现在的自己就是快乐、苗条而自由的化身，而且我知道自己完全能变成这样……相信你也可以。还不快跟我一起变瘦？

明线饮食法太棒了！

第3章

无法抵抗的渴望

至此我们了解到，正是因为食用太多不对的食物，才导致人体胰岛素水平升高。增加的胰岛素导致瘦素在体内产生抵抗，以至于大脑以为我们饿了。因此，我们才会吃更多的食物，且意志力根本不在线，因为我们查邮件那 15 分钟，已经把意志力消耗尽了。这太惊人了。

既然你已经了解了意志力缺口，以及被称为"无法满足的饥饿感"的大脑功能失灵，那么我们现在要谈谈阻碍大脑减肥的第三个因素——无法抵抗的渴望。

乍一看，"无法抵抗的渴望"和"无法满足的饥饿感"似乎非常相似。确实，这两个因素最后造成的结果都是让我们吃得比身体需要的多。但是这两者确实不尽相同。

那么两者的差别是什么呢？

从本质上看，两者由大脑中不同的机能产生。无法满足的饥饿感源于瘦素抵抗，无法到达脑干，因此人们每天盲目地把食物送进嘴中，只因大脑无法从身体得到反馈，示意其根本不需摄入更多的食物。你可能认为这是"放牧"或"暴食"机能。无法抵抗的渴望则是一种"放纵"机能。这些渴望让人们（也包括我）远远偏离了正轨，只因为一种特定的食物，即他们的"最爱"。人们晚上还要去超市，在各种货架之间寻找"那种食物",让自己"过把瘾"。他们找到那种食物后,可以撕开包装,塞一口进嘴里,或在超市的停车场就开始大把大把地吃那种食物,只因为他们连开车回家这段时间都忍不了,他们知道马上就能解脱,因此整个身体都死死地专注在一件事情上:挠一挠大脑发痒的地方。

但这痒又是从哪儿来的呢?

伏隔核

伏隔核是大脑中愉悦、奖赏和动力的所在之处(见图3-1)。其外壳是由多巴胺激活的一系列神经元,能够激发人类的各种行为,这就是为何那么多维持生命的活动能够刺激大脑,令其释放多巴胺,这类活动包括性行为、锻炼,当然也包括进食。

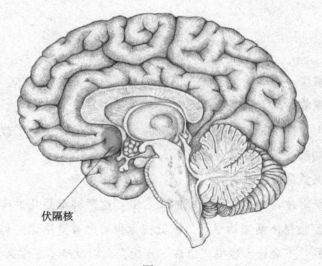

伏隔核

图 3-1

想到伏隔核中每天发生的事时,我想特别谈两件事:食物与性。我们通常不会将它们联系在一起,但它们确实都是生命中必不可少的。为了生存下去,我们时刻准备着应对某些有关性或进食的刺激——遇到某些景象或气味时,做出"我想要"的反应。有趣的是,这样的刺激在随着时间不断改变。我们现在接受的食物和性刺激与从前完全不同，无论"从前"指的是 10 万年前、1000 年前，还是仅仅 50 年前。

就仅说性吧。想想很久以前的性刺激，也许只是匆匆一瞥。如果你运气好，偶然路过一条河，邻村的人正在河中洗澡，也许你瞥见了某个人赤裸的身体，但你会躲起来，而不是靠得很近，你的视线将被遮掩。总之，不是你想得到刺激，就能随时有刺激等着你去接受的。相反，如今网上的色情信息过分密集，且无时无刻都可获取。

大脑释放出的多巴胺数量根本应付不了如今这样的刺激。大脑也根本无法处理数量如此之大的化学食品。当你向伏隔核输送大量多巴胺时，它本能的反应是："哇，多巴胺也太多了吧。我这里根本用不了这么多的刺激啊。"如果你向伏隔核一次又一次地输送过量的多巴胺，它就会据此做出调整，减少受体数量。

受体减少

受体减少，即大脑为适应多巴胺过量，减少多巴胺受体。下一次类似的袭击来临时，大脑的反应才能更为恰当。

这听上去倒不错，只是此刻大脑的生理机能已经发生了改变。如果刺激没有如期到来，你就会感觉不太好。

那种感觉是怎样的呢？

我曾是对冰毒和可卡因上瘾的瘾君子，这两种毒品几乎将我的伏隔核中的多巴胺受体削减殆尽了，因此我觉得自己有资格说两句。我要说的是：毒品并不会让人愉悦。也许一开始会，但维持不了多久。

那是一种什么感觉？

想要"更多"。

我只是觉得想要更多。

但是一旦真的出现了多巴胺受体减少，我在不注射毒品的时候，会觉得自己完全没有愉快的感觉了，完全只感到凄凉，就像痒的感觉。我感觉很不好，只能寻找更多的毒品来让自己解脱。这么做不是为了让自己兴奋，只是为了恢复正常。我认为这正是许多人误解的地方。人们吸毒上瘾是为了寻求兴奋感，但其实有毒瘾只是为了回到正常的生活，只是为了让自己有那么一刻感觉正常。

其实对食物来说，也是同样的故事。想想10万年前、1000年前或者50年前有多少甜食，又有多么密集，与如今可以说是天壤之别。就拿10万年前来说吧：遇到浆果成熟、蜜蜂酿蜜的季节，你很幸运。但今天，只有你戒甜食的时候，别人才告诉你要吃浆果。

18世纪之前，精制糖从未进入人们的饮食。因为在那之前，糖很难获取，也不易处理，只有贵族或有门路的人才有糖吃。直到有了糖料种植园，这一切才发生了变化。第二次世界大战后，食品生产开始机械化。食品成了产品，背后有巨大的市场推动。随后，1973年，美国农业补贴政策巨变，高果糖玉米糖浆这种廉价的甜味剂出现在市场上，且销量猛增。但不管是高果糖玉米糖浆、优质的老式蔗糖，还是以其他名字命名的糖，其实超市货架上80%的产品都含糖。[1]因为糖的味道好，也让我们的大脑感觉良好，所以仅仅在过去的几十年中，糖的消费量飙升。这让人觉得荒谬，也意味着我们正在以前所未有的高水平、高强度的刺激冲击我们的大脑。对于这样的刺激，大脑根本受不了。

渴　望

以上就是大脑中发生的事情。多巴胺过多，淹没了大脑中的受体，使受体变得越来越少。这种情况出现得多吗？让我们想想第2章中所谈的内容：瘦素在大脑中产生抵抗，因此我们吃的东西越来越多。若有人每餐或更频繁地吃加工食品，多巴胺受体就会每隔几个小时或更频繁地受到过度刺激。

更何况现代生活中的许多其他刺激也在以过量的多巴胺冲击着我们的大脑：整天喝咖啡，抽烟，经常看色情内容，使用可卡因或苯丙胺

（兴奋药物），酗酒等。但其实，仅仅是吃大量糖和面粉就会冲击大脑。

　　没错。食物之中，以上两样——糖和面粉就是罪魁祸首。

　　实际上，我希望你用全新的方式来看待糖和面粉。人们往往认为这两样东西是食物。

　　我希望从今你能将它们视为毒品。

大脑对糖和面粉的印象

　　图3-2来自网络。我强烈建议你自己也搜索一下这些东西，这样你就能够亲眼看一看我要解释的东西。当然，我无法将海洛因和可卡因的照片贴出来给你看，但从图3-2中可以看出这几样东西是如此相像，太可怕了。左上角图中画的是可卡因。所有人都认为可卡因是一种毒品，但它为什么会变成毒品呢？它来自哪里？

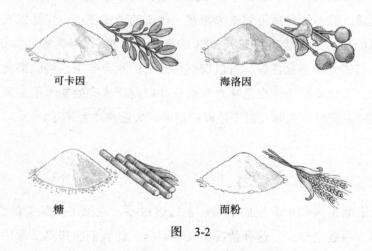

可卡因　　　　　　　海洛因

糖　　　　　　　面粉

图　3-2

　　可卡因源于古柯叶，古柯叶生长在哥伦比亚以及南美洲的其他地区。古柯叶本身是无害的。在安第斯山脉徒步的旅行者也总会咀嚼古柯叶。把一片古柯叶放在嘴里咀嚼之后，会发生什么？脸颊会有麻木的感觉，有些许提神的效果，就像喝了半杯含咖啡因的茶。

　　这片古柯叶带来的愉悦感是否会让你潜入祖母家，偷她的 DVD，只为买更多的古柯叶呢？并不会。古柯叶不会让人上瘾。[2]但若提取了古柯叶的精华，将其精炼提纯成细腻的粉末……那么你就得到了一种毒品，[3]一种效力极强的毒品——可卡因。

右上角图片中的是海洛因。海洛因来源于罂粟植株。如果你一整天都坐在田野里吃罂粟植株会如何？针对鸦片进行的尿检，会显示阳性，但是你并不会上瘾。你不会成为一个瘾君子，迫切渴望得到毒品，精神萎靡不振。只有提取了罂粟植株的精华，将其精炼提纯成粉末时，才能得到名为海洛因的毒品。

接下来是糖。糖是从哪儿来的呢？从甘蔗、甜菜和玉米中来。这些都是食物，我也会毫无顾忌地食用。在美国东北地区，甘蔗很少见，所以我从没啃过甘蔗，不过晚上我总是会吃甜菜沙拉。我喜欢吃玉米。事实上，我家不远处就有一个农场，整个夏天都会卖玉米。这些玉米非常美味。但玉米并不会让人上瘾，这些食品都很健康。但如果把这些植物的精华提炼出来并制成粉末（或制成高果糖玉米糖浆这样黏稠的液体），就能得到"毒品"了。本来是食物，我们却把它变成了毒品。

最后要说的是面粉。面粉又从哪儿来呢？这个嘛，从很多植物中来。以上这些植物本都是健康食物，从头到脚都很健康。但是一旦提取了其精华，精炼并提纯成精制的粉末状物质，得到的就是毒品了。

读到这儿时，你是否会觉得没有糖和面粉的日子，会感到沮丧和绝望，但我想说的是，这就是多巴胺受体减少在作祟。你是不是很惊讶，这种感觉竟如此强大，以至于让人觉得，如果生活中缺了这些食物，也就没什么好东西了。我很明白这种凄凉的感觉。不过你可以战胜它。我保证。多巴胺受体能够再生。你会没事的。其实你会比"没事"的感觉还要好，因为很快你就可以达到目标体重，变得更快乐、更有自信，并从这些物质对你大脑的伤害之中逃离出来。

图 3-3 是艺术家描绘的三张不同大脑的 PET[⊖]扫描图，以及各自的

⊖ 即正电子发射型计算机断层显像（Positron Emission Computed Tomography，PET），是比较先进的医学成像技术。——译者注

伏隔核对多巴胺的反应。左图是正常的大脑，对多巴胺呈现健康的反应，正如图中较深色的阴影，阴影颜色越深，神经活动越强烈。中间的图片是对可卡因上瘾的大脑扫描图。注意，这一大脑对多巴胺的反应很平静。再看右图，这是肥胖者的大脑。其中深色的阴影是不是非常少？肥胖者对多巴胺的反应其实还不如可卡因上瘾者。

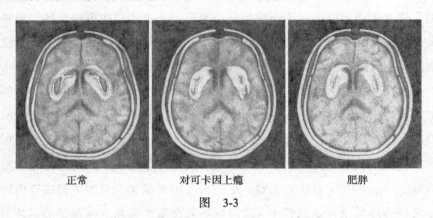

正常　　　　　　　　对可卡因上瘾　　　　　　　肥胖

图　3-3

　　目前科学指导原则中有一条为"相关性不能证明因果关系"。换句话说，也许多巴胺受体减少并不是由过度进食引起的，也有可能正好相反。也许肥胖人群的大脑之所以需要这么多吃的东西，是因为它一出生就没有足够数量的多巴胺受体。

　　科学家一直在考虑这种可能性，直到2010年5月，美国斯克利普斯研究所在《自然·神经科学》（*Nature Neuroscience*）上发表了一篇论文。[4] 保罗·约翰逊（Paul Johnson）博士和保罗·肯尼（Paul Kenny）博士选取了一些大脑正常、健康的小鼠，将其分成三组。他们为对照组喂食标准实验小鼠用饲料颗粒，为第二组喂食培根、香肠、芝士蛋糕、重糖重油蛋糕、糖霜和巧克力，但每天仅有一个小时喂上述食物。第三组则一天有18～23小时都能吃到与第二组一样的饮食，想吃什么都有，就像为老鼠准备的自助餐。果不其然，第三组真的越来越胖。更重要的是，一开始，它们的大脑是健康的，但最后多巴胺受体减少了。是饮食改变了它们的大脑。

最终，科学还是证明了（其实每个使用过十二步骤治疗法治疗食物上瘾的人都知道）：确实存在食物上瘾这回事。正如可卡因上瘾、海洛因上瘾一样，食物上瘾真真正正地存在。生理上没有任何差别。最初，研究人员还会问："真的吗？人对食物真的会像对可卡因和海洛因一样上瘾？"但现在，许多研究人员推测，也许人对食物更容易上瘾。

对糖和面粉上瘾

2007年，法国波尔多大学的瑟奇·艾哈迈德（Serge H. Ahmed）博士团队为小鼠注射了静脉注射用可卡因，直至其对可卡因上瘾。接着，该团队让小鼠食用一种其从未接触过的东西——糖水。于是小鼠不得不在已经有瘾的可卡因注射和糖水之间做出选择。不过，无论冲糖水用的甜味剂是糖还是糖精，小鼠都比较喜欢糖水。[5] 根据这项研究，马克·海曼（Mark Hyman）博士估计，糖让人上瘾的概率比可卡因高8倍。[6]

在斯克利普斯研究所的研究中，啮齿类动物为了吃高糖分的食物，宁愿穿越或停留在带电的地面上。通过测试实验对象为了吃某种食物自愿耐受的电击强度，可以测出其对这种食物上瘾的程度。[7] 而小鼠为了吃高糖食物而承受电击的耐受水平很快就达到了对可卡因和海洛因上瘾的临界值。

另一点值得注意的是，若研究者取走这种极其美味的"食物"，换成标准小鼠饲料，小鼠则宁可挨饿。除了这种加工过的美味食物，小鼠对任何食物都毫无兴趣。研究者称这种现象为"沙拉巧克力抉择"，对于沙拉，小鼠碰都不想碰。[8]

那么我们如何才能知道哪种食物会让人上瘾呢？一些知名研究者和作家提出，让人上瘾的物质包括糖、脂肪和盐。[9] 我却不全赞同。首先，就我所知，说盐会让人上瘾是没有根据的。盐确实会让食物变得更美味，从而让人摄取更多的热量。一项研究表明，参与者在面对咸淡适宜的食物时，食用量比平时多11%。[10] 但美味与上瘾不可一概而论。

脂肪会让人上瘾吗？不好说，关于脂肪的研究更是扑朔迷离，特别是大多数高脂肪食品中也含糖或面粉，或者两者都有。直到 2013 年，情势才终于明朗了。三位科学家做了一个新颖的实验，直接让脂肪与糖进行较量，参与者分别食用不同数量的脂肪与糖，科学家对其大脑发生的变化进行观察。

研究者让实验对象躺入功能性磁共振成像仪，让其用吸管吸食巧克力奶昔，同时测量其大脑中不同部位的活动情况。奶昔的糖分和脂肪分量不同，共有四种搭配：高糖 / 高脂肪、高糖 / 低脂肪、低糖 / 高脂肪，以及低糖 / 低脂肪。[11] 实验结果表明，糖含量的变化会使实验对象大脑的相关部位做出不同反应，而非脂肪含量的变化。在我看来，这项实验有力地证明了脂肪不会让人上瘾。脂肪与盐一样，能让食物更美味，也会增加被动的热量摄取，但是这并不意味着它会让人上瘾。

应该还是有人不相信，我再用另一种方式解释一遍。在西蓝花中加入黄油和盐，人们就会比只吃西蓝花吃得多一些，因为它变得更美味了。但我相信大家都清楚，并不会出现大量售卖咸味黄油西蓝花的汽车穿梭店。

要获取解答这一问题的明确数据，另一种方式就是直接询问他人，我就在饮食心理学的课堂上询问过自己的学生："开车时，你会为了买什么吃的而特意改道？"答案有哪些呢？蛋糕、纸杯蛋糕、曲奇饼、糖果、冰激凌、甜甜圈、巧克力、比萨、薯条、意面、百吉饼、面包、薄脆饼干和烙饼。

比萨、巧克力和薯条是三种让人最上瘾的食物。[12] 为何比萨会让人那么欲罢不能呢？想想就知道了。比萨是用面团、酱汁和芝士制作而成。酱汁很美味，芝士也会让人吃了还想吃。芝士中含有酪吗啡（casomorphin），大脑对其反应与对鸦片的反应相似。但如果在西蓝花中加入芝士和酱汁，又会如何？可以为你的正餐添一份美味的配菜，但并不会有人为了吃这道菜而在暴风雪天气中出门购买。比萨之所以会让人上瘾，是因为其中的面粉。事实上，在最让人上瘾的前三种食物中，有两种都含有面粉：比萨和薯条。

若你想过得快乐、苗条而自由，就必须弄清哪些食物会让人上瘾，因为一旦上了瘾，"要么就不吃，要么就一吃收不住了"。其他的食物如果适量食用，都没有问题。日常饮食中包括适量的脂肪和盐也没有问题，因为只要没有糖和面粉，饮食就不会让你为减肥而付出的努力白费。一旦食物中加入了糖或面粉，那就全完了。

受体减少后的生活

美国研究糖分的知名专家、加利福尼亚大学旧金山分校的罗伯特·勒斯蒂格博士认为，只需三周的频繁过度刺激，人就会对某种东西上瘾，且大脑中的受体数量也会减少。[13]一旦受体变少，就会引发一些状况。首先，正如我之前所说，不吃东西的时光将会变得十分黯淡，这也正是美国标准饮食与心情沮丧之间的一种联系。其次，感知食物的味觉会变弱。[14]不仅如此，研究表明，肥胖人群的大脑对食物的预期高于较瘦人群，但实际进食时，肥胖人群从食物中获得的愉悦感低于较瘦人群。[15]也就是说，如果你正在使用第1章中提到过的任何一种减肥法，并且已经开始想象吃饮食计划之外的食物有多美妙，那么你的大脑便是夸大了那种食物带来的满足感。当你真的吃到那种食物时，你并不会产生满足感，于是就会出现用下一次进食来满足你自身的渴望。

我从前的生活就是如此——深夜去超市货架上扫货，买曲奇饼泥的原料，买许多冰激凌、薯条和盒装意面。回到家，我就忍不住开始吃，期待找到一种感觉（也就是吃饱的感觉），但是这种感觉并没有出现。于是我会把东西全吃掉。吃完整碗曲奇饼泥、整袋薯条、整盒冰激凌后，我却依旧没有饱的感觉。

直到我吃完了所有的糖和面粉制品，才会停下。

案例分析：丹尼斯·范斯勒（Dennis Fansler）

最高体重：280磅（约127千克）

目前体重：181磅（约82千克）

身高：62英寸（约183厘米）

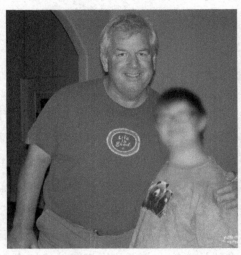
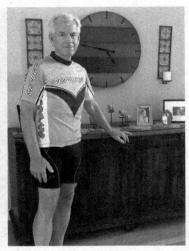

我从小到大吃的都是标准美式饮食：多肉、多土豆、多糖。加上生活中也有许多压力，几年前我达到了自己的最高体重——280磅。当时我感到非常沮丧和孤独。35年来，我一直努力控制自己与食物之间的关系，但是经历了一次又一次失败之后，我觉得这根本办不到。后来有一次，心电图显示我的冠状动脉有几处阻塞，我吓坏了，之后6个月中减掉了50磅（约22.7千克）。但是，跟往常一样，不久我就开始反弹了。

后来，我接触到了明线饮食法。苏珊·皮尔斯·汤普森的故事，以及她在《食物自由》（Food Freedom）系列视频中分享的信息让我印象深刻。我开始坚持她的方法，体重立马开始下降。坚持了70天之后，我减掉了35磅（约16千克），体重比我上大学参加足球队时还要轻——当年我的体脂率只有10%。我的腰围从40英寸（约101.6厘米）减到了32英尺（约80.3厘米）。血压也从120/80降到了100/60，胆固醇也从每天依靠20毫克立普妥[⊖]的237降到了160，且不再需要用药。

　　但更重要的是，我感谢明线饮食法带给我的饮食结构和支持。我知道，变得开心，压力减少之后，我应该寻求内在的改变，明线饮食法给我的空间和框架，让我改变了自己的内在。我最大的改变就是有了新的信念，不再沉迷于食物，而是相信自己可以保持现在的身材，也可以帮助他人减肥。我过去35年尝试的各种方法都没有效果，明线饮食法却对我有效。现在，我会对别人说："做好准备，去改变自己的生活，而不只是改变身材。"若不是彻底改变，那就是在浪费时间。

　　⊖　一种降血脂药。——译者注

第4章

易受影响度等级表

至此，我们已经了解了大脑阻碍减肥的三种方式，而且每个人出现这类情况的可能性都一样。我们都面临着意志力缺口，因为每个人都有前扣带回，查邮件和管住嘴都会让它疲劳。一天之中，每个人都有可能困在意志力的缺口中，因为无论走到哪里，都会遇到糖和面粉。

说到这儿，自然就出现了一个问题："为什么并不是每个人都会肥胖？"

这个问题合情合理。

我能为你解答。

从本质上讲，虽然每个人都有可能长胖，但不是每个人同样易受影响。

我来解释一下。很多人觉得是否上瘾与物质有关，即海洛因本身就会让人上瘾。因此根据这一定义，任何人长时间使用海洛因都会上瘾。但若你以忍受度和拒绝能力来定义上瘾，或许上瘾也就与这两者相关了。但是如果我们将10万名患者送回家，他们都刚做完手术，过去几周时间都在使用维柯丁[⊖]，我们就会发现，有些人完全接受不了断药，其他人则能很容易戒掉（尽管会出现一些戒断反应），此时不能断药的人就是上瘾了。酒精很容易让人上瘾，而且使用广泛，但我们都知道，并不

⊖ 一种止痛药。——译者注

是每个人都会成为酒鬼。有些人想吸烟就吸烟，想戒掉就戒掉；也有人只有想喝含咖啡因的饮料时才会喝一些。从本质上说，有些人对容易上瘾的东西可以控制自如。

但是另外有些人做不到这一点。[1]

谈到糖和面粉时，原来多年来我的假设都是错误的，我以为人无非就是对食物上瘾，或者不上瘾。当然，若你参加食物成瘾恢复项目，第一步就要判断你是否无法抵抗食物。但当我以科学家的身份看待这个问题时，我察觉到一个细微的问题。关于人类特点的数据往往会形成钟形曲线。但为何人类上瘾的可能性并不遵循这种模式呢？问这个问题并不是因为我闲着没事、想要探求新知识。我越是把这个想法与我帮助的人结合起来，就越是开始有了头绪。有很多人，显然不是像我这种程度的食物上瘾者，不会像我一样想通过十二步骤治疗法来戒掉食物上瘾，因为他们不必这么做。然而，他们对食物也存在某种程度的上瘾，大多数这样的人体重也会超重，也知道一般的减肥法对他们永远都不会有效。我渐渐找到了答案，为了让这样的人真正生活得快乐、苗条而自由，必须首先让他们了解他们的大脑对食物上瘾有多大的抵抗能力，然后再进行接下来的工作。

基于以上观点，我发明了易受影响度等级表（见图 4-1）。

在等级表中，1 为最低数值，10 为最高数值，该表格能帮你了解自己的大脑面对容易让人上瘾的食物的诱惑时，会有何种表现。

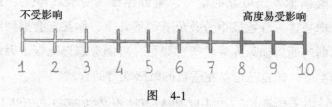

图 4-1

我刚有这个想法时，电子邮件列表上有几百名订阅者，我经常会写关于易受影响等级的文章。读者会写回信反映，问我有没有小测验或工具让他们可以知道自己对食物上瘾的可能性有多大。于是，设计这样一种工具就成了我的首要任务。

　　我设计了易受影响度测验，也叫"食物自由"小测验。其中只有五个问题，但是这些问题都问得很精准，能够区分出两类人：一类是食物对其来说不是问题的人，另一类是需要跟自己对食物上瘾做斗争的人。这个测验尝试分析参与者在自己饮食习惯最糟糕的三个月中与食物的关系。为什么要这样？因为一旦养成了类似暴饮暴食的习惯，纤维束就会出现在大脑中。它们可能不再变得活跃，但会永远存于大脑中，所以与没有经历过这一过程的人比，你总是不得不对食物更警惕些。

　　你是否想知道自己的分数？测验中的问题很简单，但是打分的过程很复杂，因此我也设计了在线测验，能够为你计算得分。你可以访问 www.FoodFreedomQuiz.com，算出自己的易受影响度得分。得到分数之后，你可以咨询我，我会为你解释。动手吧。只要几分钟就能得出分数。我会等你回来。

结　　果

1～3分：不易受影响

　　古时候，人类还在进化的时期，不易受上瘾食物影响也许并不会赋予你生存优势，但在如今这样食物过度丰富的环境中，你却是非常幸运的。身体会向你发送可靠的信号，告诉你什么时候该停止进食。事实上，如果你是这一分数段中分数最低的那几个，你甚至会遇到对食物关注度过低的问题。如果你一整天都很忙，可能会忘记吃饭。因此你必须好好安排生活，让自己记得在适当的时间吃对的食物。

　　电影《返老还童》(The Curious Case of Benjamin Button)上映时，布拉德·皮特(Brad Pitt)和凯特·布兰切特(Cate Blanchett)一起上了《奥普拉秀》(Oprah)，一位大厨粉丝提出要为他们做他们最爱吃的菜。她询问两位主演最爱吃的食物。但是两人都愣住了，答不上来。场面有些尴尬，过了一会儿，凯特·布兰切特勉强给了答案："有时候，有一碗米饭吃就挺好的。"布拉德·皮特插话道："没错，其实食物并不在我思考的范畴内。"我惊呆了。他们竟然不清楚自己最喜欢吃什么！跟我真是天壤之别。奥普拉转向观众，说道："我不知道你们怎么想，但要是我，绝对给不出两位主演这样的回答！"观众都笑了，打破了尴尬的气氛。如果你属于这个分数段，那么你与食物的关系就是如此。食物只是填饱肚子的东西，你对它没什么特别的兴趣，或者说吃东西只会带来一瞬间的愉悦感，吃完你就忘记这种感觉了。

如果你的分数在 1～3，那么明线饮食法是否对你有效呢？当然啦，仍然有效。

达琳·赛娃（Darlene Saeva）是我的在线集中训练营营员，酷爱跑步。她训练规律，自成年以来跑过 28 次马拉松。但是 2013 年，她的上颈椎受了重伤，不得不停止跑步。尽管她一贯非常注意饮食，但还是在一年之内胖了 28 磅（约 12.7 千克）。虽然不算胖了太多，但是赛娃很发愁。她了解了许多营养知识，尝试了很多种饮食方式，但是没有一种方法有明确的指示，说明该吃哪些东西、吃多少，因此她的体重没有改变。终于，有人向她介绍了明线饮食法集中训练营，于是她报名了。很快，赛娃就减去了超重的 28 磅，现在保持着目标体重快乐地生活，并且一直坚持使用明线饮食法。尽管她在易受影响度上只得了 2 分，但她非常喜欢明线饮食法提出的饮食结构，而且这种方法让饮食变得非常清晰明了。她发现只要坚持计划，就能轻松保持自己的目标体重。如果背离了计划，马上就会反弹一些。不过由于她得分不高，也不太在意食物，所以坚持计划对她来说就是小菜一碟。因此，她很喜欢明线饮食法，也很高兴它解决了自己的体重问题。

令人惊讶的是，许多超重或肥胖的人的易受影响度得分也很低。缓慢或正常的代谢速度，加上盲目选择最快捷、最便宜、最可口的食物，体重当然会上升，也可能导致食物上瘾。若你非常想减去因上述饮食习惯而增长的体重，明线饮食法可以帮上忙。其他分数较低的人群之所以选择明线饮食法，仅仅是因为他们想成为最好的自己，吃有机食物，拥有平衡的胰岛素系统，也能一直充满能量，面对生活中的种种奇遇。对于处于这一分数段的人来说，明线饮食法算是一种选择，但并不是必需的。

4 ~ 7 分：中度易受影响

若分数处于中等水平，那么就是你认为食物在一定程度上对自己有影响。影响的程度也许取决于你是否超重，或者是否存在健康问题。不管怎样，对食物的渴望于你而言肯定不陌生。若能每时每刻获得非常美味的食物，中等水平得分的人就极有可能因为吃了不正确的食物，甚至吃了看上去健康的食物而变得超重！最近，集中训练营中有一位女士，饮食以植物为主，非常注重健康。但在参加训练营之前，她因饮食中的面粉过多而变得久坐不动、非常沮丧、感到泄气，而且她认为自己做得"很正确"。现在，她终于把困扰自己多年的 40 磅（约 18 千克）体重减了下去，变得精力满满。约 24% 报名参加明线饮食法集中训练营的人的易受影响测试得分为中等水平，他们往往能收到非常棒的减重效果。如果你想要身体健康，但你不断经历对食物的渴望、难以减掉的多余体重，以及持续暴食，那么变得快乐、苗条而自由对你来说将是巨大的解脱。

我的母亲的得分也属于中等水平，她也参加了集中训练营，成为"明线使用者"。我非常了解她与食物的关系，就跟对自己与食物的关系一样了如指掌。当她越过食谱中的明线时，倒不会感觉痛苦至极或者全完了，这一点跟我一样。对她来说，回到正轨并不难。但是这些年来，她发现坚持明线的严格程度与自由的感觉息息相关。她衷心喜爱这些明确的界线，因为它们，她才能够完完全全摆脱内心对食物的那些不停不休的念叨，而且她喜欢有人为她安排好饮食，当然，也喜欢身材匀称地生活。

8 ~ 10 分：高度易受影响

如果你属于高度易受影响人群，那么就算没有与自己的饮食和（或）体重做斗争几十年，但这样的挣扎可能也有些年头了。示意其他人停止进食的信号也许不是每次都对你起效，也可能从未起效。或许你是"美食家"，书架上摆满烹饪书，又或许你根本不在意自己吃的东西是否精致，只是每天早晨脑子里都是咖啡和甜甜圈。又或许……

在易受影响度分数表中，我能得整整 10 分。生命中许多其他时刻，得"整 10 分"是件好事，但在这张表上不是。用电影《摇滚万岁》（*This Is Spinal Tap*）中的话讲，我也许能直接达到 11 分。

这意味着什么？这意味着我易受食物影响的程度已经不能用分数表达了。我不可以有"自由日"或"自由时间"（我得时刻遵守碳水化合物上瘾者的饮食计划）。我做不到周日吃一片比萨，周一再去吃沙拉。如果真的吃了一片比萨，我只会想吃更多。然后我会四处寻找饼干、薯条或冰激凌来伴着比萨吃下去。曾经，为了能开车去别的镇子上买某样特定的食物来满足自己的渴望，我重新安排了一整天的工作。我经常会吃撑。这些事都让我困扰，非常困扰。我希望自己不要总想着这些事，但是做不到，我也一次又一次地努力控制自己的食物选择和体重。有时候，我觉得某种计划或方法对我起作用了，但从来不会持续太久，用不了多久，又要重来。从本质上说，我的大脑天生就会让我每次尝试的减肥方法都失败。只有明线饮食法对我有用。

道理很简单，请看下方。依赖节制的减肥方法对高度易受影响人群不起作用。

先说一说减肥食谱或健康计划的设计者。总的来说，他们在易受影响等级测试中往往得较低的或中等分数。正因为他们不太容易受到易上瘾食物的诱惑，所以可以通过节食和（或）锻炼来"解决"体重问题（或者他们根本就不会有体重问题）。然后他们把自己成功减肥的故事写成书，并把减肥计划推销给大众，试图解决所有人的问题。如果你和我极易受易上瘾食物的影响，那么你和我都知道他们的方法根本行不通。因为我们什么方法都试过了，但没有一种有用。

无论你是否使用明线饮食法，我都希望你能理智地选择减肥食谱和锻炼计划。接触到新的减肥计划时，我希望你问问自己："这个计划的创始人在易受影响表中能得几分？"接下来，在他的故事中寻找线索来回答这个问题。如果这位创始人的分数比你低，那么他推销的解决方案对于你的大脑运作的方式来说，可能不会起作用。

高分瘦子与低分胖子

如果测验成绩与你的外表不符，让你觉得吃惊，请不要以为仅仅因为你很苗条，得分就会很低，或者仅仅因为你胖，得分就会很高。是的，易受影响度得分确实与体重有关，但根据表 4-1 ⊖，两者的相关程度并非如你想象的那么高。事实上，有 22% 正常体重的人得分都很高。

表　4-1

BMI 指数	不易受影响	中度易受影响	高度易受影响	合计
偏瘦	26%	27%	47%	100%
正常	34%	44%	22%	100%
超重	32%	43%	25%	100%
肥胖	19%	48%	33%	100%
重度肥胖	12%	32%	56%	100%

在我的饮食心理学课上，我曾在黑板上画了一个大圆，告诉学生："这个圆代表了你的行为、注意力和生活，也就是你所有的想法、所做的一切，以及所有对你来说重要的事情。"然后我继续问："你用在思考吃了什么或没吃什么，有没有锻炼，或者是否坚持了饮食计划的时间占

⊖ 因为我们网站上的信息是关于减肥和食物上瘾的，因此进入网站参加测验的人组成的样本并不能代表所有人。因此，为了能有比较有代表性的受访者，我们通过一家独立调研公司选取了 1300 名来自美国各地的成年人作为样本，从他们身上收集数据。

这个圆圈比重的多少？"在不同的学期中，总有苗条的学生羞愧而恐惧地偷偷告诉我："占95%。"

这种情况什么时候会引起我们注意呢？ 20年后，通常这些又瘦得分又高的人也会参加我的集中训练营，并且说："我根本不知道到底怎么了。以前我一直很瘦。"他们是一直都很瘦，直到他们得到了一份久坐的工作，放弃了锻炼，怀了孩子，或经历了更年期。美国成年人每个假期平均会增长5磅（约2.26千克）体重，而且减不下去。[2]过了一个又一个假期之后，体重就积累起来了。

如果缺乏指导，那些身材苗条且得分很高的人很可能会在某个时候遭遇体重问题，也有可能不会有问题。也许他们一辈子都会很瘦，但也会控制自己、暴饮暴食、拉肚子、过度锻炼、滥用泻药、计算热量，并因为每一口食物和每一磅体重时时刻刻感到困扰。他们的生活质量一天不如一天，因为他们默默地忍受着没有意义的困扰，而且认为没有人能理解自己。他们痛苦挣扎，甚至容忍不了自己身上任何体现体重问题的部位。

另外，一些超重的人易受影响度得分却很低。事情是这样的：人们忘记了，就算对没有上瘾的人来说，易上瘾的物质也会让他们感到满足。换句话说，糖和面粉很好吃，也会让食用者感觉很好。所有人的大脑都喜欢这样多巴胺大量释放的感觉，所以即使大脑中的多巴胺受体没有减少，你也很容易上糖和面粉的当，于是就吃多了。在现代社会中，这就是得分很低或中等的人群也容易超重的原因。主要由糖和面粉制成的食物随处可得，容易获取，诱惑我们吃进嘴里。过不了多久，我们的胰岛素水平升高，瘦素就产生抵抗了。因此大脑就认为我们仍然很饿，让我们不知不觉地越吃越多。这种情况在现代生活中正成为普遍的自然状态。

数　　据

我们拥有庞大的明线饮食法社群，成员人数也在不断迅速增多，我们会时不时地举办活动，为大家讲解易受影响度得分及其对生活的影响。截至 2017 年，已有 35 万余人次参与了测试。

请记住，参与测验的人不过是美国总人口的具代表性的样本而已。总体来说，人们之所以选择明线饮食法，是因为他们对自己的体重不满意，对自己与食物的关系不满意，或对这两者都感到不满意。当然，这就解释了为何调查对象的测验得分会严重偏向较高分数段。因此，我和我的团队决定找出大多数美国人的身体哪里出了问题。要得到能够代表全部人口的代表性样本非常困难，好在市场上有做这类调查的调研公司，因此我们请了一家调研公司来为我们寻找有代表性的样本。图 4-2 是调研所得数据。

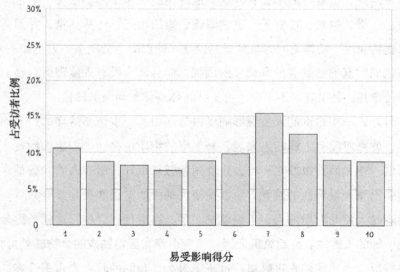

图 4-2   易受影响得分分布情况

如图 4-2 所示，分数分布比较均衡，7 ~ 8 分段占比略高。粗略计算，1/3 受访者处于低水平，1/3 受访者处于中等水平，另外 1/3 受访者处于较高水平，而其中 18% 的受访者处于超高水平（9 ~ 10 分），这一结果与耶鲁大学一项研究的结果相呼应，耶鲁大学那项研究结果表明，对食物上瘾的人约占总人口的 19%。[3] 这很有意思，因为我们也获取了小鼠的易受上瘾食物影响的相关数据，你猜怎样，小鼠竟和人类一样。

1/3 小鼠非常容易受上瘾食物的影响，1/3 小鼠中等易受影响，另外 1/3 小鼠不太容易受影响。[4] 不易受影响的 1/3 小鼠对静脉注射可卡因也不太感冒。一旦药劲过去了，它们也不会想要更多的可卡因了。它们看上去就像在思考一样："好吧，毒品是不错，但是我不会想着它。"它们就像是啮齿动物界的布拉德·皮特和凯特·布兰切特。

目标追寻者和标志追寻者

我想简单深入地解释一下科学家是如何发现其中 1/3 小鼠不会上瘾，而也有 1/3 小鼠是会上瘾的。这项研究为我们提供视角去了解到底是什么原因让一些人从骨子里就容易上瘾。到底是环境中的什么因素激发了一些人身上这种对上瘾物质难以抵抗的属性？这个问题非常重要，也指引我们找到了一些有力的答案。

2006 年，谢莉·弗拉热尔（Shelly Flagel）在密歇根大学分子和行为神经科学研究所进行了一系列小鼠实验，取得了重要发现。[5] 弗拉热尔和她的团队将小鼠放置于标准笼子中，笼子上有一根小管子，可以伸缩，另外还有一个食盘。管子会在任意时间忽然伸进笼子，停留 8 秒。8 秒时间一到，管子中会掉出一颗饲料，随即收回。很快，小鼠就把管子伸出与食物的到来联系了起来。这一点很好理解，因为我们都一样，不管是小鼠还是人类，都能很快识别出示意我们食物就在附近的信号，如培根的香味、饭前餐桌上的摆盘声、看见炉子上的一顿美餐等通过各种感官感受到的信号，都能让我们垂涎三尺。

真正让研究者激动的是接下来发生的事情。管子伸出来时，有些小鼠立刻跑到食盘旁，等着吃东西。这些小鼠是"追寻目标"的那一类，表现得与预期一样。它们的行动依据是目标，也就是食物。但是其他大部分小鼠都跑到了管子旁边，而不是盯着维持生命的食物。它们不关心食物。这些小鼠喜欢的是管子。冰冷的金属管其实并没有带给它们看得见的好处。它们用鼻子碰管子。嗅来嗅去。它们围着管子蹦蹦跳跳。管子既不能吃又不能喝，但是这类小鼠的大脑很快就适应了去追踪它，并且一见到管子就释放多巴胺。很快，它们的生活就变成围着管子转了。研究人员将这些小鼠称为"标志追寻者"（见图 4-3），因为它们的行动依据是与食物相关的标志和信号。

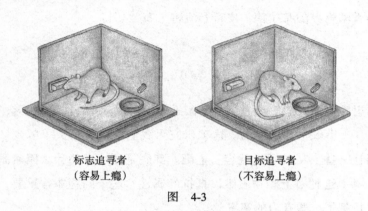

标志追寻者　　　　　　　　目标追寻者
（容易上瘾）　　　　　　　（不容易上瘾）

图　4-3

对人类来说，这意味着什么：饮食、信号与情绪

你可能会想："但在我做饭之前，厨房里并不会伸进来一根管子啊。上面的说法和我有什么关系呢？"别急，如果你也被这样的信号深深吸引，而这种信号能告诉你生活中哪里有能带来满足感的食物，那么你的生活可能会像这样……

你刚走进商场，突然被吸引，走到了一个通道，你都不知道为什么往那儿走，只因为你的余光瞟到了通道角上肉桂卷的牌子，连自己都没有注意到。其实你注意到了。你的大脑接受了预测食物到来的信号。或者，你是一名教师，路过教师休息室时，从窗口瞥见了一个粉色的盒子，自己还没反应过来，就已经"决定"去和休息室里的同事聊聊天。当然，你会吃到一个甜甜圈，或者两个。生活这条漫长的路上到处都是食物的信号：金色拱门、紫色铃铛[⊖]、巨大的甜筒模型等。这些看得见的

　　⊖　指塔可钟（Taco Bell）的标志。——译者注

食物信号让我们应接不暇。

但生活中并不是只有看得见的信号。每天不同的时间段也是非常有力的信号。若你在回家的路上总是会去趟星巴克，外带一杯咖啡，那么那个时间段就是在提醒你，你需要咖啡因了。或是终于把孩子哄睡着了，意味着是时候坐在沙发上，享用你的美食了。这种情况很常见，也与意志力缺口紧密相关。要知道，要熬到坐上沙发的这一刻，会消耗多少意志力啊。

事实上，没有人能躲过意志力缺口，因为即便你在 95% 的时间内都能保持警惕，前扣带回也总有不听使唤的时候，那时候你就容易被这些信号吸引了。你之所以会吃东西，很可能因为那是星期五晚上，或正在播你爱看的节目，又或是因为你在度假，也可能因为你正在看书。但这些不仅仅是你的习惯，因为过去你把这些事和吃东西联系在了一起，它们有时就像重力一样，让你无法摆脱，只能沿着其轨道运行。

情绪也是一种非常有力的信号。不管你是不是因为厌倦、愤怒、庆祝带来的喜悦、恐惧、缺乏安全感、伤感、孤独、沮丧、幸福或痛苦而吃东西，现在因情绪化引起的进食已经与盲目进食一样常见。我们甚至称其为"吃东西安慰自己"，天呐！而且这类信号会在我们年纪很小的时候就开始起作用。

几年前，我带着两岁的女儿和一个朋友一起开车去参观尼亚加拉瀑布，那位朋友也是明线饮食法的使用者。参观非常好玩、刺激，但是到了该上车回家时，我女儿却不愿意坐进儿童座椅。她弓着背，手抵住汽车座椅，开始连哭带喊——这个年龄的孩子的典型反应。朋友看着这混乱的场面，等了几分钟，然后开始在冷藏箱里翻找。她递给我一个小塑料袋，里面装满了饼干和葡萄干，给孩子吃。

我把袋子扔进车里，给女儿系上安全带。接着，我坐进前排的驾驶座，开车离开了那里，我深吸一口气，决定给朋友献上一种特殊的食物——精神食粮。我尽可能和蔼地告诉朋友："你知道自己刚刚做了什么吗？玛娅并不饿，她只是因为必须坐进儿童座椅才生气，但你想让我喂她吃东西，这和让她烦躁的事情毫不相干。如果经常这样做，就是在告诉孩子，消极情绪就是吃东西的信号。"

　　她被打动了，回家的路上她告诉我，她小时候，母亲就对她做过这样的事。如果从小就把不好的情绪与按下释放多巴胺的开关硬是联系起来，随着时间的推移，情绪就会成为获得食物的信号。孩子哭闹时，父母从不会说："要不要吃西蓝花呀？"而通常会问吃不吃曲奇、酥饼，或者其他主要含糖或面粉的食物。

　　人们总是谈论与情绪化饮食相关的事。按照这种想法，如果你默认情绪是你进食的信号，那么它们就会变成你的信号。对我们这类标志追寻者来说，很多信号都能把我们引向食物，而情绪通常是和其他信号混在一起的。刚参加集中训练营的人通常会告诉我："只要治好这种情绪，我就再也不会吃多了。"但我猜你需要的可能是一整套系统，来教会你如何不再回应那些信号。

　　关于这一点，我再多说一句。如果你是目标追寻者，让你满足的是食物，而不是预测食物到来的信号，那么对你来说，不再多吃并不是件难事。你只需要不再多吃东西，就可以了。但如果你是标志追寻者，被生活中无数预测食物的信号所吸引，那么改变上瘾似的饮食习惯，就完全是另一回事了。你的生活中全都是各种吃东西的信号，它们对你的吸引力虽然看不见，但是非常强烈，要摆脱这种力量几乎不可能。真的，确实不可能，除非你对症下药，使用专门针对这个问题设计的饮食法。

先天和后天

　　在结束对于标志追寻与目标追寻的讨论之前，我再回答一个问题，也许大家一直以来都在思考：容易上瘾是由基因决定的，还是由环境决定的？科学家进行过研究，结果表明，至少在小鼠身上，容易上瘾具有强烈的遗传性。标志追寻型小鼠与其他纯种标志追寻型小鼠交配，生育的通常都是标志追寻型小鼠。目标追寻型小鼠与其他纯种目标追寻型小鼠交配，则通常会生育出目标追寻型小鼠。[6]基因决定了它们会不会上瘾。

接着，研究人员又做了一个新颖的实验。他们用两只不会上瘾的目标追寻型小鼠交配，生出一窝不会上瘾的幼鼠。研究人员将其中几只幼鼠与父母分开，单独饲养，与父母分离对幼鼠来说是一种压力，这一设计是在模仿人类幼儿受到的情感创伤。在这些幼鼠中，很多最后都成了会上瘾的小鼠。[7]其他研究人员指出，若通过不明确的食物信号来给目标追寻型小鼠施压，它们也会表现得像标志追寻型小鼠。[8]

从本质上说，在压力之下，拥有非上瘾型基因的小鼠也会变成容易上瘾型小鼠。虽然不是每只小鼠都会这样，但通常情况会是如此。

我不知道你有何反应，但我第一次读到这个研究结果的时候把它撕下来进行了保存。这个结果为我解答了许多疑问，例如为什么一些人会比其他人更容易上瘾？为什么一些人处于钟形曲线的末端，虽然他们自己也不想这样？这一研究也能为前沿上瘾性研究中的一些问题给出答案，比如为何许多老兵在服役结束之后会产生毒瘾。

先天与后天是两个很有意思的主题，但从某些角度说，花费过多时间去思考为何自己那么容易上瘾，什么时候开始出现饮食问题，而不使用有效的行动方案来解决问题，无异于在钻牛角尖。有趣的是，阻碍行动计划取得成功的最大障碍，可能并不是大型食品制造商或岳母新烤的饼干。

你自己才是最大的障碍。

但也不全是你，部分原因来自你。是你身上的一个部分，我称之为"破坏者"。要打败身体中的破坏者，我们要做的就是了解大脑如何向我们传达进食冲动。接下来我们要讲的就是这一点。

案例分析：科丽娜·弗洛拉（Corina Flora）

最高体重：225 磅（约 102 千克）

目前体重：134 磅（约 60.8 千克）

身高：64.5 英寸（约 164 厘米）

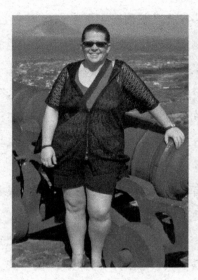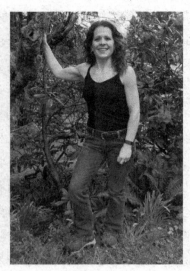

　　我从记事起就开始和体重较劲。第一次减肥的时候，我才 9 岁。我根本都说不上来至今减肥过多少次。我去过好几次慧俪轻体减肥机构，试过阿特金斯饮食法，参加过嗜食者匿名会（Overeaters Anonymous），试过区域饮食法、奥兹博士饮食计划、菲利普博士饮食计划、苏珊娜·萨默斯（Suzanne Somers）饮食计划、血型减肥法，也试过蜂蜜、柠檬或辣椒断食法。当然还有其他的，但是我记不清了。减得最多的是我坚持素食的那段时间，差不多维持了 10 个月，但是真的坚持不下去。那时候我减到了 163 磅（约 73.9 千克），但后来还是反弹了，甚至更胖了！

　　我绝对属于食物上瘾人群，易受影响等级得分为 9 分。过去，无论是开心、难过、有压力、无聊……遇到什么情绪，我都会吃东西。反正总能找到吃东西的理由。有了两个孩子之后，要应对忙碌生活中的各种事情——孩子上学和活动、照顾自己的生意、攻读教育学学位、做家务等。我的体重因此不知不觉达到了有史以来的最高水平——225 磅。

　　表面看来我很开心，内心却非常失望，因为我做不好该做的事情——有关自己的和家人的事都做不好。大多数时候，我身心俱疲。每天工作结束，也完成了工作之外该做的事时，我经常会在电视机前坐几个小时来放松自己，吃吃零食。

　　后来，我的母亲给我发了苏珊的《食物自由》系列视频的链接。我看了视频，真的很受用。之前尝试过的方法通常都是以食物和锻炼为主，但都不关注饮食习惯问题。而这个视频才是我要找的。

　　我按照苏珊的讲授坚持使用这一方法。在整个减肥过程中，我一次都没有打破明确的界线。仅仅过了几周，我就开始感觉很舒服。我很高兴，不用再需要担心吃什么，没有什么食物令我着迷。第1周我就瘦了11磅（约5千克），而且精力非常充沛，于是我开始整理、打扫房子！我终于感到能够控制自己的生活了。

　　当然，我的减肥之旅也并非一帆风顺。刚开始时，去饭店吃饭对我来说稍微有点压力，因为对未知的恐惧很难熬。他们能提供我想要的吗？我能吃够吗？好在明线饮食法为我带来的庆祝与回报远比困难多。

　　我最开始给自己定的目标是40岁之前减肥成功，摆脱食物给我带来的问题。我受够了错过生活中每件事的感觉，特别是与丈夫和孩子有关的事。还好，我很高兴自己的目标实现了。就在40岁生日的前一天，我达到了目标体重！我激动坏了。

　　我的身体也非常受益。我比从前更有精力了，从前身上出现的疼痛也都没了。从蹲着到站起来就走，现在已经毫不费力。每次出门散步时，我总想多走一会儿，因为觉得很舒服。现在我每天6点就能轻松起床，起床再也不会很费劲了。

　　现在，我对自信有了新的看法，对自己的外表感到骄傲。我很高兴，我的成就感能够由内而外地展现在自己的外表上。曾经，食物是我生活中不太受控制的事，就算能控制，也坚持不了太久。现在，我有信心抓住过去可能没有把握到的机会。我相信，未来在生意上会有更多机会。我很期待机会的出现，为此兴奋不已。

　　我对食物的看法完全改变了。我不再觉得自己是在节食或使用特殊的方法。现在并不是我不可以碰某些食物，而是我根本就不想吃。食物不再让我紧张不安，因为我再也不会为味蕾制造理由去吃东西。因一时的口舌之欲而摄入大量糖分，导致上瘾，根本不值得。没有任何食物比活得快乐、苗条而自由更让人感觉美味！

第5章

CHAPTER 5

破 坏 者

在前四章中，我们讨论了标准美式饮食如何伤害并重组了我们的大脑。但是在你忙碌生活的时候，大脑是怎样受了伤还被重组了的呢？很多过去尝试过减肥的人会觉得，大脑重组就像人格分裂一样，两种人格有着不同的任务。一面是想瘦下来并保持不反弹的人格，它一定会下决心管好我们的行为，努力让这次减肥最终成功。然后，另一种人格就会对我们的大脑说悄悄话，例如"不过是稍微尝一下……吃点吧，这是你应得的……这么点不碍事……吃吧，没人看你……明天再减也没关系"。在明线饮食法中，我们把这样的声音称为破坏者——它存在于我们的身体中，试图破坏我们的完美计划和打算。

这个声音从何而来？为何它要让我们这样动摇？

本章我们将找出答案。

何为意识

多年前我还在罗切斯特大学念博士的时候，我听了当代杰出神经学家迈克尔·加扎尼加（Michael Gazzaniga）博士在医学院的讲座，就开始跟他聊天，聊得特别高兴。他告诉我一件事，是从数十年脑神经科学研究中得到的最有趣的发现之一：从生物学上讲，意识并不只是从一个地方产生。相反，大脑各部分在支配不同功能区域的同时，还能让你意识到其相应的功能是什么感觉。也就是说，运动皮质不仅能让你举手，也能让你对举手的感觉有意识。嗅觉皮层不仅能帮你闻东西，也能让你意识到闻东西是什么感觉。

从本质上说，大脑中的很多部位都能与我们"对话"。但重点需要搞清楚的是，就算是在没有心理问题的健康人群的大脑中，各部分也都是各司其职，维护自己的利益。我们总以为这就是"思考"。当你的脚上起了个水泡时，大脑就会从脚上接收到信号，脑海中随即就会出现一个声音："哎哟，好疼呀。我还是先别走路了。"我们会权衡这一来自脚的请求，但通常不能为了它而停下来，于是就会告诉脚："我知道你疼，但是现在不能停下来，忍忍吧。"

然而，如果我们不清楚大脑中的意识是如何分布的，那么当大脑中不同的部位对话时，我们就可能弄错信息来源。我们也许会觉得，所有信息都是同一个"我"发出的。"我在节食。""我想在派对上喝一杯。""我在减肥，不能喝酒。""不想别人因为我一杯都不喝而笑我。""算了吧，来一杯吧。"但实际上，明知喝酒对减肥不利还偏要喝，这种信息不是你"自己"发出来的，其实和脚告诉你疼没什么两样。

在本部分中，我想教你识别破坏者的声音，并学会反驳它，就像我们每时每刻对身体的反驳那样，比如起了水泡还继续走路，头痛还要给学生上课，或者想上厕所但是堵在路上了。只要你明白大脑的运作方式，调节饮食就和上述情况没什么差别了。

实　　验

在第 2 章中，我们简单讲了脑干，当时我们讨论的是发送"我吃饱了，该锻炼了"这一信号的激素——瘦素受阻无法进入的部分。总的来说，脑干是大脑中最原始的部分，控制着人体最基本的功能，如扩张或收缩瞳孔、制造尿液、呼入氧气等。患有睡眠呼吸暂停症的人可能知道，脑干是及时把你叫醒让你吸气的东西。我们对生存的原始动力就来自脑干。

脑干也会说话。

我要把它介绍给你。

所以，我希望你能做一个小实验。现在就做。你要做的就是，下决心让自己憋气2分钟。下决心吧。真的要憋气。想着你这辈子渴望发生的一切，在成功憋气2分钟之后都能得到。好的，放松，做好准备，定个闹钟……开始。

现在，你憋着气呢，我希望你能注意一下脑海中的想法。第一分钟，想法会从"我能做到的"变成"太疯狂了"，甚至可能变成"去你的"。

接着，你就"决定"还是喘口气吧，对不对？你判断了一下，喘口气没什么大不了的，因为真的很难受，所以脑海中的一个声音就说："来吧，呼吸吧。"

重点是，你没有做决定。这个决定其实是你的脑干做出的。只是脑干装成你自己的声音，说服了你。

意识并不是大脑中一种来源单一的现象。大脑的不同部位会产生自己的意识，但对我们来说，听上去都像是"我"。这就是内心冲突的来源。甚至连大脑中最原始的部分在需要指导我们的行为时，都会用我们自己的声音与我们对话。它跟我们讲道理，于是赢了。我们以为是自己选择了自己的行为，并决定采取某种行动，但其实这只是幻觉。这种感觉就像你决定喘口气，但其实这么做是因为大脑需要氧气。其实，你自己实际上没有多少话语权。

左脑口译员

现在我要关注的是在你喘了那口自己发誓不会喘的气之后，大脑中发生了什么？

1967 年，罗杰·斯佩里（Roger Sperry）博士和前面提到的迈克尔·加扎尼加（彼时还是斯佩里带的博士生，在位于帕萨迪纳市的加州理工学院念书）在《科学美国人》（*Scientific American*）上发表了一项突破性研究——"人类大脑中的分裂"。[1] 该项研究的对象是四名曾因严重癫痫接受手术的人。手术切断了患者脑中一条名为胼胝体的纤维，这条纤维连接了大脑左右两个半球，并在其之间传递信号（见图 5-1）。

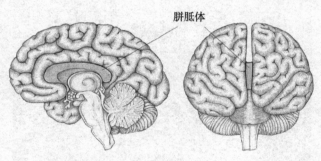

图 5-1

斯佩里和加扎尼加进行研究期间，有 10 人接受了这一实验性手术，但只有 4 人参加了他们的研究。术后，他们的癫痫症状大大改善，但是他们的大脑左右半球再也无法互相对话。斯佩里和加扎尼加想弄清楚这种情况会造成怎样的后果。

两位科学家已经了解到，左脑是演讲与分析能力的所在，右脑则负责识别视觉图形。另外，大脑是交错控制我们身体的，即左脑控制身体的右半侧，右脑控制身体的左半侧。这就是所谓的"对侧控制"。甚至连眼睛的工作方式也是如此。因此，胼胝体被切断之后，如果只向右边的视野区域展示图像，那么只有左脑能够看见。反之亦然。太有趣了，对吧？问题的答案慢慢清晰了。

如图 5-2 所示，图中的男子在右面的视野区域看到了鸡爪，在左脑中处理图像。同时，他在左边的视野区域看到了由白雪覆盖的房子，并在右脑中处理图像。他的任务是从桌上选出与他看到的图像相关的卡片。

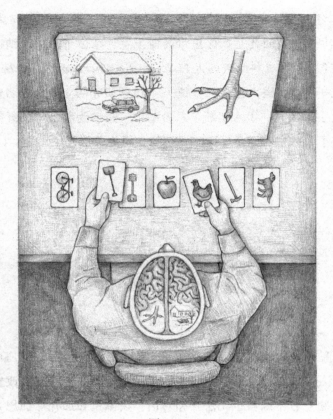

图　5-2

接下来，因为男子右脑看到的是雪景，右脑就告诉左手拿起雪铲的图片。同时，左脑看到的是鸡爪，因此它告诉右手选择了鸡的图片。当他来回看手中的两张卡片时，两边大脑也分别看到了两张卡片，并对他刚才的选择进行了处理。

接着，两位科学家让男子解释一下自己为何这么选。

语言位于左脑，而左脑看到的是鸡爪，因此他应该会说："我看见了鸡爪，所以自然选择了鸡的卡片，但是我不知道自己为什么选了雪铲。说不通啊。"科学家也预测他会这么回答。

但实际上男子不是这么回答的。他答道："鸡爪与鸡相关。当然还需要一把铲子来清理鸡棚啊。"[2]

科学家又问："真的吗？这真的是你选择铲子的原因吗？"左脑回答道："是的。"

科学家再次追问："你确实记得拿起铲子卡片时，是这么想的吗？"

左脑答道："对啊。我当然记得当时的想法。"

当然，根本不是如此。他的左脑根本就没有过这样的想法。回答研究者问题的那半大脑根本就不是选择铲子卡片的那半大脑。但真正令人困惑的是，他根本没有意识到他在欺骗自己。多次试验之后，这4个人根本不清楚自己做出选择时的想法，就都捏造了虚构的说法来解释他们的选择。他们甚至没有注意到自己表现得很奇怪，他们也完全相信自己编的故事。

结果表明，左脑的工作是解释我们所做的选择，无论我们表现得多么怪异，或与现实相去多远，它总能想到一个解释。正因为如此，这种现象被称为左脑口译员。[3] 即使是在未被切断胼胝体的人身上，左脑也是如此。

这个现象蕴含的意义影响非常深远。

我们来理一理线索，把它们穿起来。

我们在第2章和第3章中谈到，脑干与伏隔核能够制造强大的动力，驱使你采取行动。若瘦素抵抗，脑干就会发号施令："吃吧！"若伏隔核中的多巴胺受体减少，它也会下令："再多吃点儿！"

而且是用我们自己的声音告诉我们。

接着，左脑口译员就会上场，为我们的行为找到合理的解释。

因此，我们这样过着日子，每年都有三四次失败的减肥经历，做出的选择百分之百与我们的目标不符，与我们许下的诺言不符，与我们最想要的未来也不一样，左脑则忙于设计各种故事来解释我们的选择，不管做出的选择是否有意义。吃蛋糕是因为度过了漫长的一天；因为参加生日聚会，所以应该好好吃一顿；现在为何要开始节食，反正一个月之后就要参加游轮旅行，总归要放开享受的。

那些都是左脑口译员捏造出来，用来解释由大脑其他部分的需求引发的各种行为。我们不知道这些需求从哪儿来，因此根本无力否认。

　　怪不得我们减不了肥。

破坏者与自我认知理论

　　但是没那么简单。现代"食品"和饮食方式对我们大脑造成的最具腐蚀性的副作用之一，是对自我认知的影响，即我们在最深层次对自己的判断。

　　1972 年，康奈尔大学的达里尔·贝姆（Daryl Bem）博士首先提出了自我认知理论。[4] 在当时，这个理论非常激进。理论中说人通过观察自己的行为来了解自己是谁。在这之前，科学界认为人类的行为受自我了解的驱使。许多人仍然认为我们天生就知道自己是谁，随后选择的行为都是基于对自我的感知，包括信仰、价值观、态度以及政治倾向。

　　贝姆博士则不同意这种观点。其研究表明，我们需要通过判断自己的行为来形成对自我的看法，这与对他人看法的形成过程完全一致。如果你的朋友总是会迟到，你最终会断定其不仅不守时，也有可能不尊重他人。你认识自己的过程也是如此。

　　这种心理让易受影响度得分较高的人感到非常不安，因为他们年复一年深受折磨，下定决心要改变自己的饮食方式，结果脑干和伏隔核却成了拦路虎。他们吃下了答应自己不会再吃的食物，又或者明明说好只吃一份，却又吃了第二份、第三份……就这样一遍又一遍地循环。

　　这件事很可怕：我们定下目标，只吃这些食物，而不碰那些食物，之后我们立刻又"决定"了其他的事，眼睁睁地看着自己对自己说谎，为自己的行为辩解，背叛自己最崇高的打算。慢慢地，我们决定不再喜欢自己，不再重视自己，甚至在某些情况下，讨厌自己。是大脑中错误的连线发出了进食的需求，然后说服我们认为这就是我们的选择，最终让我们得出结论，认为自己的心理问题根深蒂固，只因连自己的诺言都遵守不了。

　　一些心理学家指出："问题根本就不是你所吃的东西，而是吞噬了你的东西。"我的看法恰好相反。仅仅通过努力更爱自己，或让自己接受自己，根本不可能达到理想体重。本质的问题根本就不在这儿。

　　换种方式思考这个问题。你对别人好，自己知道吗？你在很多方面都很有成就吗？你能够在很多方面都照顾好自己吗？上面这些问题都毋庸置疑。你一直都很爱自己。问题根本就不是什么东西吞噬了你，而是你吃了什么。

案例分析：塔米·奥伦（Tami Oren）

最高体重：202 磅（约 91.6 千克）

目前体重：123 磅（约 55.8 千克）

身高：63 英寸（约 160 厘米）

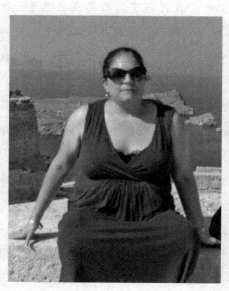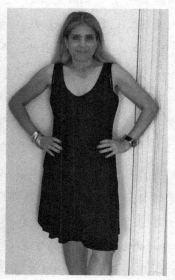

　　我 2 岁时，父母就离异了。这在 1976 年的以色列实属罕见。他俩都立刻各自成家，我与母亲、继父生活在一起。关于对我的养育方式，我的父母看法不一致，两个家庭的生活方式也截然不同。时间一久，便引起了许多矛盾和分歧，也从根本上影响了我。8 岁时，我被送去与父亲和他的新家庭生活，搬进去的那天，我因不得不在父母之间做出选择而感到伤心欲绝，于是就开始无法控制自己地吃东西，像上瘾了一样。即使那时候年纪还小，我也不喜欢自己超重，但我越是自我感觉不好，就吃得越多，也变得越胖。

我热爱食物。我曾经真的非常热爱食物。与食物的关系可能是我生活中最主要的关系。我在以色列长大，当时还有没有快餐；现在大多数人都会吃零食，但那时家里没有零食，也没有苏打水。但我吃东西总是贪多，喜欢大份食物。我记得我总是担心不够吃。我吃得很多，而且会把别人不想吃的全吃完。食物真的太重要了，我会省下零用钱用来去外面吃东西。我母亲总是想控制我的饮食，因此不管我手里的钱多么少，我都会去买她不许我吃的东西，比如大块巧克力或糖衣坚果。食物对我来说不仅仅是营养。实际上，食物可以是任何东西，唯独不算是营养。

我第一次真正减肥是在 12 岁时。我用省下的零花钱买了《女孩的减肥食谱》（*Diet for Girls*），书中主要写的是限制热量摄入。这是典型的 1986 年的方法。14 岁时，我们全家搬进了一个集体农场，这是我的另一次创伤。我们不得不吃在公用餐桌上用餐，我记得自己很恐慌，想着："这样我就没有足够的东西吃了！"我又开始有什么就吃什么。虽然青少年时期我并不算很胖，但总是因为自己的身材而觉得羞愧，很想改变它。

后来，18 ～ 20 岁时我在以色列服兵役。一进入军队，我就减掉了超重的体重，而且整整两年都没有长回去。但当我回到农场时，两个月就长了 22 磅，而且不断长胖。当时我块头很大，很不快乐，感到羞愧。23 岁结婚之前，我开始了第一次合理的节食减肥。减下去 27 磅，但是婚礼一结束就反弹了，甚至更胖了一些。

从那以后，我的生活陷入了典型的循环：尝试限制性饮食、减下去一些、反弹，甚至更胖。我曾尝试过的一种饮食法严格限制白天摄入的热量，但是晚上可以吃任何东西，只要不超过 800 卡路里。即使晚上可以尽情吃喝，但我还是感觉吃不够，很讨厌这种方法。后来我又尝试了另一种饮食法，最开始的100天只吃果蔬汁来代替食物，再用神经语言学方案和认知行为治疗法来解决食物成瘾问题。我减掉了66磅，但一开始重新吃东西，我就无法控制分量了，结果又全部反弹了。

后来我怀孕了。儿子出生之后，我简直恨透了自己的身材。我的胃就像一个无底洞，好像永远吃不饱、从来没饱过。因此，我觉得最好的办法是做减肥手术。40岁生日时，我去看了外科医生，他看着我说道："我从前倒是没见过素食主义变胖的。如果你能成为素食主义者，什么事都不在话下。只是因为你的意志不够坚定罢了。"我受到了羞辱，暴饮暴食了两个月。后来，我的朋友在社交媒体上发了苏珊的《食物自由》视频。苏珊救了我。这么多年来，我一直在想："我到底怎么了？"看了录像，我心想："我能做到的。原来是有解决方法的。"于是我开始使用明线饮食法，我没有任何改变，只是吃的东西不太一样了。

开始并不容易，因为数量太少，我真的很痛苦。前5周我都觉得自己快饿死了。我真的疲惫不堪，但还是坚持着，因为知道自己快淹死了，而这是我的救生船。7周之后，我已经可以忍受明线饮食法了，3个月后，一切就变得很容易了。现在，无法想象我的生活除了这样，还可以有其他什么方式。

一切都得到了改变：我不再厌恶自己，也不再讨厌自己的身材。我这辈子从未有过这样的感觉，不再感到抓狂，终于找到了平静。

如今，我遇见了真实的自我。经历了这个过程，我蜕变成了最好的自己。

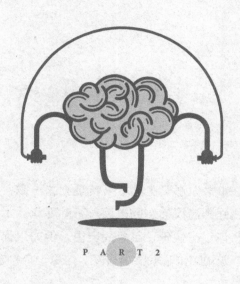

PART 2

第二部分

明线饮食解决方案：填补意志力缺口

小贴士：如果你刚买了这本书就跳到这一章，想"直接进入主题"，我强烈建议你倒回去读一下前五章。本章是关于应该做什么来让你过得快乐、苗条而自由，但如果你不知道为什么要这么做，成功的概率就要小得多。这是一个科学事实哦。

第6章

CHAPTER 6

四 条 明 线

至此你已经了解到，为什么大脑会阻碍你生活得快乐、苗条而自由，也知道了为什么过去那么努力坚持的减肥方法最后都没能起作用。胰岛素水平上升，阻碍瘦素进入脑干，因此，"嘿，别吃啦。我已经饱了"这样重要的信号根本无法到达脑干。而且若你的多巴胺受体也已经减少，那么为了达到"差不多够了"的感觉，每天就需要吃越来越多的糖和面粉。过去，你发誓要坚持吃对的食品，但是还要用尽所有的注意力和努力来与大脑对抗。有时候，尽管你很有决心，打算得很好，但一天之中的压力会消磨你的意志，于是意志力缺口就出现了，就等着你掉进去。再加上脑海中有个不断控制着你的声音，让你破例"仅此一次"，而眼睁睁看着你挣扎的那个意识给出结论说你本来就是不可靠的人，为何……难怪你对会对减掉多余重量、保持不反弹这件事感到绝望。到现在为止，它确实一直都是令人绝望的。

出 路

对于这种混乱的状况，我只见过一种长期的、可持续的有效解决办法。它对我有效，我也见证了它在成千上万人身上起作用。方法就是放弃糖和面粉，完全放弃，迅速并果断地把它们从你的饮食系统中抛去。

看到这儿可能你想把这本书扔出去。

也有可能给你这本书的人已经减掉了 100 磅或更多，而且一直保持着这个体重，因此你愿意先看下去。

不管是哪种可能，你现在也许想问我："这不会太极端了吗？"

我会回答你："我来告诉你什么才叫极端。"每年，仅在美国，就有 7 万人因患 2 型糖尿病而截肢。[1] 7 万人啊。这些人的医生都告诉过他们，有截肢的风险，但就是没用。他们就是管不住嘴，吃到最后就失去了一条腿。这才是极端。从截肢这件事可以看出人对食物的瘾是多么强大。因此，放弃加工过的毒品般的食物并不极端。真正极端的是整个社会的饮食方式，以及我们对饮食方式带来的后果心甘情愿地容忍。

答案当然是放弃。一个人因为每天抽两包烟而损害了肺部关键功能时，我们就不会告诉他吸烟要节制。我们会让他戒烟。

你会问："但是怎么放弃？戒烟还好说。食物可是无所不在的！为了生存，我不得不吃东西，我还喜欢一些特别的东西，里面有糖和面粉，我不知道自己能不能永远放弃它们，而且你刚说过坚持任何事都很难……"

我听到你的问题了。感到惊慌没关系，惊慌的感觉其实来自伏隔核中的多巴胺受体。因为它们所需要的东西即将被切断，它们不喜欢这样，一点儿都不喜欢。

正因为如此，我很高兴地告诉你，我们的方法比多巴胺受体强大得多。你的大脑可以自愈，你将拥有非常光明的未来。别紧张。这个过程不会像你想象得那样糟糕。

明线来救你！

自从成功保持正常身材 10 年之久后，我花了许多年的时间为我所属群体中的人们提供精神上的服务，共帮助他们减去了数百磅的体重，我也读到了罗伊·鲍迈斯特的《意志力》（*Willpower*）一书。[2]他就是进行了著名樱桃萝卜实验的科学家，我们在第1章中描述过这一实验。《意志力》接近结尾处，鲍迈斯特谈到了埃里克·克拉普顿（Eric Clapton）的酗酒行为。

> 他需要"明线"的帮助——明线原是法律术语，这里表示清晰、简明、不模糊的规则。你在越过明确的界线时，自己会不自觉地注意到。若你只是答应自己"适量"饮酒或者吸烟，就算不上是明确的界线。这只是一条含糊不清的边界，没有明显的点将适度和过多做出区分。因为两者间的过渡逐渐发生，非常不好察觉，而你的大脑能够非常熟练地忽略自己的小过失，因此就算你偏离目标太远也可能注意不到。所以，你无法确定自己能否一直遵循适度饮酒的规则。相反，零容忍才是明确的界线：完全禁止，一刻都不例外。

我非常激动，心想：就是这个！多年来，对于毒品和酒精，我一直采取的就是明线的方式，但我从未听说过这一术语。我喜欢这个说法。它在我的脑海里形成了图像，给我一种精神上的感觉，好像强烈的阳光束穿透云朵，我的心中快乐极了。

然而，鲍迈斯特继续说："但明线并不是对所有自控力问题都有效——节食的人就做不到禁食所有食物。"

我惊呆了，心想："哦，罗伊，失误啦！你难道不明白吗？明线完全可以用在饮食控制上！"我当时一直盯着这段话，好像过了很久。我试图彻底想明白为什么罗伊·鲍迈斯特认为明线对于食物控制不管用，只因为人要活下去就得吃东西吗。他可是世界上最杰出的心理学家之一，还出版过30余本书和600多种署名出版物。没错，人要生存是得吃东西，但并不是非要吃甜甜圈才能生存。想到这儿，我才真正找到了我所了解的一切关于有效减肥的科学和实践与其他减肥法观点之间的巨大差异。我完全理解了。读了那段文字之后没几天，我在晨间冥思时想到了"明线饮食法"这几个字，也下定决心要写这本书。

是的。明确的界线，即不会逾越的清晰、简明、不模糊的边界。终于，我们来到了问题的核心部分。

明线饮食法最重要的贡献就是填补意志力缺口。它为你制定了清晰的规则，告诉你哪些东西可以吃进嘴里，哪些不可以。有了这些规则，选择吃什么就成了自发行为，你不用再去思考该吃什么，再也不必做决定了。就算是下午四点，你的面前有一盘甜甜圈也没关系，你会站在那里，很清楚该吃什么东西，反正不是这些甜甜圈。明线能让你不再去想食物，再也不用每天与前面提到过的 221 个与食物相关的决定做斗争了。因为你只有一个选择：遵守明线。

根据我的设计，明线饮食法由四条明确的界线组成：糖、面粉、用餐时间、用餐量。本章，我将深入阐释这四条明线，并说明是什么科学原理让它们能够起作用。

1. 糖

糖是明线之中最重要的一条。不戒糖，其他的明线也不会有效，因为你必须让食物中不含糖，大脑才能恢复，进而身体才能恢复。更明确地说，糖指的是所有添加糖。其出现在配方表上时，名字五花八门，包括但不限于：蔗糖、甜菜糖、枣糖、红糖、糖粉、浓缩甘蔗汁、大米糖浆、玉米糖浆、高果糖玉米糖浆、蜂蜜、龙舌兰、枫糖浆、糖蜜、蔗糖、葡萄糖（所有以" -ose"⊖结尾的成分）、麦芽糖醇、甘油、麦芽提取物，以及麦芽糊精。含有上述原料的所有食品都必须忌口，因为所有精炼形式的果糖和葡萄糖对人体胰岛素系统的损伤都高于身体所能承受的程度。胰岛素水平升高会阻碍瘦素，导致无法满足的饥饿感和久坐不动行为。糖分会冲击多巴胺受体，导致其减少，带来强烈的渴望。为了让大脑恢复，必须允许你的胰岛素和多巴胺系统进行休息，这样才能将它们重新调整回原始状态。

⊖ " -ose"是英文中的后缀，意为该物质是一种糖。——译者注

人工甜味剂

人工甜味剂就是个祸害。确实，它不含热量，因此身体不能将其当作养料，但其对胰岛素系统的冲击和糖是一样的。甜味触碰到舌头，就会引起多巴胺激增和胰岛素反应，即便随后没有相应的热量进入身体。[3] 2014年，研究人员发现了一种附加机制，人工甜味剂会通过这种机制改变人体中的肠道菌群，进而引起葡萄糖不耐受。[4] 该项研究最终表明，在某些生物体内，人工甜味剂会模仿大脑中饥饿的状态，导致进食量增长50%。[5] 所以千万别上当。人工甜味剂绝对能让你的减肥之路脱离正轨。我所说的人工甜味剂包括糖精、代糖、阿斯巴甜、蔗糖、木糖醇、山梨醇，以及，没错，甜菊糖和Truvia牌甜味剂。另外，许多含人工甜味剂的非粮食产品，如苏打水和无糖口香糖，会让你迷上在嘴里放点东西支撑自己度过一天的行为。深呼吸，放弃它们吧。

水果

好消息，新鲜水果是没有问题的。事实上，水果再好不过了！我很高兴地告诉你，任何种类的新鲜水果都可以吃。新鲜水果中的果糖不会像精制糖那样冲击大脑和身体，因为吃下一片水果的同时，也吃下了纤维。水果的"纤维网格"结构由可溶性纤维和不溶性纤维组成，能够延缓水果中的天然糖进入血液的速度，让胰岛素与多巴胺的反应不那么激烈。

我们不应该吃的是干果、果汁或混合水果汁。在以上任何一种食品中，糖含量的浓度都比纤维网格结构中储存的要高。比如，想象一下，坐着吃掉六个新鲜的杏，也许会花费你很长时间，很可能还没全吃完你就懒得吃了。再想象一下吃掉六个杏干。你几秒钟就能搞定，唯一想的事就是"再来点儿"。请记住，我们希望能让你大脑的那部分（也就是那些多巴胺受体）闭上嘴。

总是有人问我：果汁和思慕雪可不可以吃？我的答案是：不可以。水果和蔬菜中的可溶性纤维和不溶性纤维共同形成了一道屏障，阻止果糖从肠道中渗出，涌入血液。纤维屏障与茅草屋的屋顶相似。不可溶性纤维不易消化，就像用来建造屋顶的细树枝或竹条。可溶性纤维则会慢慢溶解，就像屋顶上抹的泥浆。如果你把整个水果，有时候也可能是整棵蔬菜放进搅拌机或榨汁机，那便撕裂了纤维网格结构，其中所有的果糖和葡萄糖就可以自由冲击身体中的系统，速度和吃了块糖一样迅速。

渴望

　　另一个常有人问我的问题是："如果我戒了糖，我会不会对它有渴望?"是的，当然会。在开始阶段中，明线饮食法和戒烟很相似。但这些渴望是会消失的。倒不是立刻消失，但在为期 8 周的集中训练营结束时，84% 的参与者表示对忌口食物的渴望已变得非常弱，或者没有了——再也没出现过。有的人，就比如我，经历渴望的时间会比别人长一些，但我保证，这些渴望都会最终消失。所谓渴望，其实就是被劫持了的大脑想让你重新摄入糖所做的最后挣扎。但是你肯定能够战胜它。接下来的几章将让你的身体系统回到正常状态，熬过这些渴望，大脑就可以慢慢恢复，你也可以达到目标体重了，并且最后可以保持住那个体重。

2. 面粉

　　第二条明线是面粉。在我看来这一条是最捉弄人的。请先耐心听我讲，因为这一点非常重要。大多数人对糖都十分谨慎，却让面粉偷偷溜进食谱，破坏了他们的成功。在过去的 20 年中，我帮助并观察了参加各种十二步骤饮食计划的人群，看着这样的事一次又一次地发生。人们停止吃糖，却一直吃面粉，或者他们不再碰白面粉，却继续吃黑麦粉，所以他们还是很胖。又或者他们放弃了小麦粉，却还是吃燕麦粉，于是仍然很胖。设计出明线饮食法之前，我尝试过不吃糖，但依旧吃面粉。我因为不能吃曲奇饼面团而感到悲伤，因为曲奇饼面团都会放糖。但后来我恍然大悟，原来我也喜欢吃馅饼类面食。于是我又开始吃这种面团。我也开始转战意大利面、墨西哥饼、玉米片、炒面、比萨、锅贴、英式松饼，以及许多其他面食。我吃了很多薯条和薯片，从理论上讲，这些东西里都不含面粉，但现在我知道了，白马铃薯的分子和面粉完全一样，是纯粹的无纤维葡萄糖。说到底，我的大脑在提示我该加大面粉摄取量，以弥补因戒糖而损失的多巴胺，所以我反倒变胖了。这样的错误很典型。我奉劝你不要犯同样的错误。

我们尚未对此进行研究，但我认为，大脑是否偏好以糖或面粉为食，这是因人而异的。据我的经验，约80%的人吃的主要是甜食。但还有一部分人，即另外的20%坦言不喜欢甜食，只要有面包吃就行了。这一比例也是我帮助了许多人之后大概进行的估计。我很希望有人能在这方面做些研究。

关于面粉成瘾的科学原理还处于起步阶段。我们知道面粉能提高胰岛素水平，[6]但没有确切的证据说明面粉会冲击多巴胺受体。然而。请允许我提醒你关于把酱汁和芝士加入西蓝花的故事。从未有人凌晨3点冒雨开车去买酱汁芝士西蓝花。究竟大家为什么会认为比萨是当今最让人上瘾的食物？[7]是因为面粉。

所有面粉

与糖一样，关于面粉的明线也禁止一切面粉。这与植物类型无关、与谷蛋白无关，而是与表面积有关。谷物经过加工后，碾碎得到面粉，每个谷物颗粒的表面积以指数级增加。"全麦面粉"也是如此。谷物表面积增加之后，我们的消化酶处理起葡萄糖来更是如鱼得水，这会对身体系统产生快速的强烈冲击。

我的朋友阿兰·克里斯蒂安松（Alan Christianson）博士对此为我打了一个很恰当的比方。他认为消化过程就像融化冰块一样。吃全颗粒谷物，如糙米，就像是把一块巨大的冰块放在马路上融化。它会融化，但比较慢，需要好几个小时。相比之下，吃糙米粉，就像在发烫的黑色车道上放冰块。一接触地面，冰块就化了。

糖和面粉对身体的影响略有不同，因为这样才必须同时戒掉这二者。糖主要会被分解为葡萄糖和果糖。面粉则只会被分解为葡萄糖。果糖只能由肝脏加工，正因为如此，美国的脂肪肝发病率才如此之高。面粉会冲击所有细胞。好好想想，那可是全身攻击啊。

3. 用餐时间

戒掉糖和面粉是很好的开始，但如果仅仅停留于此的话，很可能无法取得长久成功。最终你还是会成为意志力缺口的牺牲品，努力也不会持久，因此就需要关于用餐时间的明线。若规律的用餐时间已成为你生活的固定部分，就能帮你大大减轻你的意志力承受的压力。如果你安排好时间，一日三餐按时用餐——早餐时间吃早餐，午餐时间吃午餐，晚餐时间吃晚餐，那么不仅你能自然而然地选择吃对的食物，而且会顺理成章地拒绝两餐之间不该吃的食物。

一开始，你会发现要打破两餐之间吃零食这一长久以来存在的习惯很困难，因为你可能不习惯在正餐的时候好好吃东西。吃正餐时，你可能吃得不够多。好在要养成用餐时间的明线规定的习惯很快，习惯一旦养成，就能很好地为你服务，甚至能改善你身边人的生活。如我在前面所说，全美国社会都已经淡忘了正餐这一概念。我们一天到晚都在四处找东西吃。如今，一天 24 小时都有东西可吃。而且如果你或你所爱的人很容易对食物上瘾，就像标志追寻型老鼠一样，那么这就意味着你的一整天都会充满一系列吸引力十足的信号，拖住你，结果是甚至连你自己都没意识到，食物就吃进了嘴里。简言之，如果你允许自己在两餐之间吃东西就完蛋了。这样你永远都瘦不了，也不会变得快乐或自由，因为你吃了零食。

用餐时间的明线意思就是一天吃三顿美味丰盛的正餐，两餐之间绝对不吃任何东西（符合明线的饮料可以喝，可参照第 121 页的"饮料与酒"）。若你想："可是我到四点肚子就会饿，需要吃零食！"我帮助过成千上万人，因此我可以诚实地告诉你，你不会饿。一旦血糖稳定下来，胰岛素就会得到控制，一天三顿饭就够了。即使是刚开始尝试明线饮食法时被诊断为低血糖的人，也都发现通常问题很快会得到解决，发现其实问题并不是由潜在的生理功能紊乱引起的，而是由自己吃的糖和面粉引起的。

也有特殊情况，要求一天多于或少于三餐，但在这些情况下，用餐时间明线规定的不四处找吃的和不吃零食仍然有效，只需要调整每餐数量。以下是一些例子。我怀着双胞胎时，每天吃六顿饭。但这六顿都是我计划好的，吃的也很注意（三年后，我怀一个孩子时，整个孕期每天都只吃三顿饭，很快乐也很健康）。登半穹顶（Half Dome）那天，我吃了六顿饭。但也只是那一天，预备登顶前的短距离训练期间，我都是一天吃三顿。有的时候（但这种情况不那么常见），接受胃旁路手术的病人必须少食多餐。这取决病人是多久之前接受的手术，以及他们的身体对明线饮食法食谱的反应。遵守严格训练计划的健身爱好者和运动员则是另一群一天需要吃不止三餐的人。此外，一些有饮食障碍的客户可以通过明线饮食法来增长体重，明线饮食法规定的每餐摄入量对他们来说可能不太适宜，因此必须先把它们分成多餐。正如我所说，确实有一些例外情况值得注意，但据我的经验，绝大多数人一天吃三顿不会有问题。

按时吃饭也能为你的健康带来数不尽的益处。这能大大延长空腹期，即不用消化任何食物的时间，能增长至 11 ～ 14 小时（如果你下午 6 点前能用完晚餐，第二天早晨 7 点吃上早餐，那么就有了 13 小时的空腹期），这能加速减脂、[8] 提升能量水平、促进睡眠质量。[9] 高质量、长时间的空腹也能够促进细胞的自我吞噬作用，[10] 即你身体中的细胞再生和修复其损坏的或运行不畅的部分，以此增强你对感染和疾病的免疫力。[11] 另外，坚持按时用餐能够提高胰岛素的敏感度，降低胆固醇，帮助减脂。[12]

说到饮食和锻炼计划，我们的文化思潮在很大程度上向吃零食倾斜，因此值得花时间来揭穿一些提倡整天吃东西的比较流行的谬误。例如，每天少食多餐能够加快新陈代谢，增加能量的消耗。还有很多关于这一说法的研究，但这种说法根本不对。无论你每天吃三顿大餐还是六顿小餐，新陈代谢率都是一样的。餐数越少，且每餐吃得越多，对新陈代谢来说就越好。[13]

那么，吃零食本该带来什么好处呢？毕竟，没有任何一种食谱或饮食计划（除了明线饮食法和少数几种十二步骤饮食治疗计划以外）提倡一天吃三顿饭，两餐中间不吃任何东西。在其他所有我所知的饮食计划中，零食都是其中一部分。也许这些计划的创立者认为零食可以让你感到不饿，因此必不可少，若少了零食，人们就会总想吃东西，总感觉缺点东西吃。当然，也有关于这方面的研究，但事实上，至少对某些人来说，情况正好相反。整天吃东西会让人不停地想着食物，沉迷于吃东西，而且会刚把食物放进嘴里就马上感到饥饿。在正常用餐时间吃饭则会缓解这种情况。

那么在具体使用时，关于用餐时间的明线到底是什么样呢？这个嘛，大概是这样的场面。早晨醒来后不久，你会坐下来吃一顿遵守明线饮食的早餐。坐着吃很重要。一定要坐在那里，你要在餐桌上摆放好将要吃的食物，这一切不可以在你的车里进行，也不可以在足球比赛的观众席上、电影院或者在沙发上进行。坐到餐桌旁，就意味着这是吃饭时间。改变了身体用于识别进食时间的信号，你就能让它不再对过去触动它的一切事物做出反应。

午餐可能不得不在办公桌上解决，但是每天固定午餐时间，也是可以起作用的。再次提醒，你要注意：关掉电脑。也许你可以先做一下感恩祷告。晚餐也是同样。最好戒掉边看电视边吃晚饭的习惯。娱乐意味着放松，或与朋友和家人分享欢笑或泪水，但这些不应该成为进食的信号。

在忙忙碌碌的文化中，要将我们的大脑进行这样的重新设置，一开始确实不容易，但值得我们为之付出努力。再强调一遍，这么做主要是因为一旦大脑弄清楚在哪里可以吃东西，它也就很清楚在哪里不可以吃，这样的话，吸引我们这种标志追寻者的信号也就不会那么明显了。

4. 用餐量

第四条，也是最后一条明线，与用餐量有关。这条明线能将一切安排到位，保证你的体重能够下降，让你获得完美的身材。绝经了还有效吗？正在吃增加饥饿感的药物怎么办？有肥胖家族史？甲状腺功能减退？不用担心，用餐量明线都能帮你。

用餐量明线很宽松，但也有限制。还记得吗，大多数成年人的大脑再也不能发出可靠的信号来阻止其进食，也不再会消耗自己摄入的额外热量。而且如今超重的人，没有一个能始终如一地食用定量食物，以让自己减去多余体重并保持不再反弹。因此，我们不再需要你自己判断饮食构成。

我推荐你准备一个电子食品秤。是的，我建议你吃饭之前称一称食物。你觉得这样很疯狂吗？我能理解你的感受。我以前也这样觉得。一开始有人向我建议称重和测量时，我犹豫不决。因为这听上去带有强迫性，而且很极端。有很多年的时间，我都拒绝这么做。当然我的体重也一直忽上忽下。但是后来我尝试了一番，发现用电子秤称量食物给了我巨大的心理自由。我不必再思考吃了这种食物之后该吃什么，或者吃多了还是吃少了。因为我知道自己吃的量刚刚好。这么做的价值在于，我现在能听到脑海中有个声音让我多吃一点儿，我能分辨出那是破坏者发出的。

我对自己吃的东西进行精确的称重和测量，因为这样的精确度是能够习惯成自然的。每天早晨，我会称出 1 盎司[⊖]的燕麦米，就是正好 1 盎司，不是 0.9 盎司，也不是 1.1 盎司。因为你在想"哦，这个量应该差不多了"的时候，就激活了大脑中容易受破坏者影响的那部分。今天的量"差不多"和昨天一样吗？"今天早上我比平时少吃了 1 盎司燕麦米，所以午饭时我可以多吃点水果。"不是的，不可以这样。我们要做的是坚持自发的行为和持之以恒。

⊖ 1 固体盎司≈28.34 千克。

BLT

　　在我的字典里，"BLT"不是一种三明治[⊖]，而是代表"bites, licks, and tastes"（咬、舔和尝）。这三点是明线饮食法的死敌。我不会尝炉子上沸腾的酱汁，做沙拉的时候也不会往嘴里塞片彩椒。我下决心，上桌吃饭前，绝对不尝我的食物。在刚开始的日子里，如果我在厨房里忙活的时候忍不住舔锅铲，或啃平底煎锅边缘的食物硬渣，我就用胶带封住自己的嘴，杜绝无意识吃东西的习惯。避免"咬、舔和尝"非常重要，因为你应该完完全全控制自己要吃的食物，因为仅仅是很少的食物也能慢慢让你的裤子大一个尺码，很震惊吧。

"明线"与食物上瘾史

　　我加入明线饮食法中的一些原则是我最初参加治疗食物上瘾的十二步骤治疗法聚会时学到的。21岁时，我除了参加其他主题的十二步骤治疗法聚会，又开始参加十二步骤饮食计划，这时候距离我变得清爽又清醒只有一年。我真正想说的是，虽然我认为十二步骤治疗法带来的支持及其治疗过程非常有用，但我在聚会上没能得到让自己快乐、苗条而自由的一套行动方案。我在将近8年的时间里，几乎每天参加聚会，才感受到了持久的成功。不同的十二步骤治疗法覆盖了许多关于管理强迫性暴食和食物上瘾的理念，还有一些是专门针对饮食的十二步骤治疗法。[⊜]

　　在最初的几年里，我参加的小组以支持为主，其理念是不制订具体

⊖ 作者此处所指的三明治是"bacon, lettuce and tomato sandwich"，即火腿、莴苣、番茄三明治，"BLT"是三种原料的缩写。——译者注

⊜ 类似的方法至少有七种。据我所知，主要的十二步骤饮食方法包括食物上瘾者匿名恢复法：www.foodaddicts.org；食品添加剂；食品上瘾匿名法：www.foodaddictsanonymous.org；匿名暴食者计划：www.oa.org；灰色分割机计划：www.greysheet.org；CEA-HOW计划：www.ceahow.org；厌食症与暴食症匿名计划：www.aba12steps.org；食品成瘾恢复计划：www.recoveryfromfoodaddiction.org。

的食谱。开会时，人们会分享其取得的短暂胜利或暴食时吃的东西。他们能够在聚会上寻求安慰，相互理解，但大多数人仍然很胖。

最终，我加入了另一个小组，他们有严格的准则，这些准则帮助我减掉了全部多余的体重，对此我深表感激。然而这个方法真的非常严格，正如我在引言中所说，我的婚姻几乎因此走到了尽头。事实上，在那期间，我的丈夫离开了我九个月。显然，这一方法教授的方式与我的生活无法达成平衡关系。但我确实需要方法框架和群体的支持。

当时我遇到了所有十二步骤饮食计划群体普遍会遇到的矛盾：如果一种方法非常轻松，容得下忙碌的生活，使人们可以有时间照顾孩子，顾及其他的要紧事，那么这种方法不太可能对所有使用者有效。而那些看上去能够长期减肥的方法，在做法上往往非常严格，甚至有些极端。也就是说，对于愿意完全遵守这种方法的框架的人来说，方法确实有效。

而多年来，我发现了一件真正有趣的事，即一般人在十二步骤治疗法聚会之余做的一些事情。我所知道的需要减肥并且想减肥的人，只有小部分有兴趣去探索能够解决自身问题的十二步骤治疗法。在很长一段时间中，我都认为他们要么会有所改变，要么无法从"自我否定"中走出来，还是按照从前的习惯吃东西，过着悲惨的生活。但渐渐地，我的想法有了改观。我意识到，食物上瘾首先是一件长久的事，正如易受影响等级表上的分数一样，许多容易上瘾的人的问题根本没有极端到让他们愿意参加好几次每周一次的聚会，站到满屋子的人面前，说自己是食物上瘾者。但是，十二步骤治疗法并不适用于所有人。十二步骤治疗法的理念与神明有关，有的人并不相信这样的方法能够让食物上瘾者恢复，也有的人根本就不会参加。那是一个阳光明媚的日子，我和一个比较胖的朋友在纽约州罗切斯特市散步，那天我想明白了上面的问题。她向我列举了无数个十二步骤治疗法不适合她的原因。她说她永远不会参加聚会。我现在想明白了。我也看着她的体重忽上忽下十来年，非常希望她能得到帮她减肥成功的路线图。

明线饮食法之所以会出现，就是因为人们似乎需要另一种可选的方法。这种方法包含的框架能够永久有效，但也必须足够灵活，可以让生活忙碌的人也成功参与进来。这个方法必须有强大的科学理论支撑，能够解释其准则成功背后的原因，而不仅仅是毫无依据地推崇其准则。

同时，当然对有些人来说，参加十二步骤治疗法也可以让他们变得快乐、苗条而自由。其中包括很多种十二步骤治疗法，但我不能粗略地概括出哪种方法是最有效的，因为：第一，这与你的特殊需求、喜好和个人情况有关；第二，并不是每种方法的聚会地点都在你家附近；第三，即使是同一方法的聚会，在不同城市也会有很大的不同。但如果你决定选一个聚会去参加，那么我可以告诉你怎么选。如果参加聚会的人都很瘦，向你展示的照片是他们还很胖的时候，讲解的时候眼睛里带着光，非常急切地想为你推荐发起人，那么你算是找对地方了。但如果你去的地方，房间里的人都还很胖，而且已经参加好多年聚会了，那还是换一个地方吧。

那么，明线饮食法与十二步骤治疗法到底哪里不一样？明线饮食法以科学理论为基础，拥有强大的在线支持群体，并且会进行最前沿的研究，帮助世界更好地了解肥胖为何会盛行。如果你在易受影响程度测试中得了 10 分，你也许会在某个让你感觉很轻松的十二步骤治疗法中找到归宿。你可能想要或需要一位发起人，并且喜欢得到来自线下群体面对面的支持。如果你主要考虑的是费用的话，这种聚会不收费。而且，你并不需要做选择。许多人两种方法都参加过，而且受益不少。

我非常喜欢社群支持和资源。所以任何能让你变得快乐、苗条而自由并可以保持下去的方法，都是你应该去尝试的。

案例分析：斯科特·施泰因霍斯特（Scott Steinhorst）

最高体重：184 磅（约 83.5 千克）

目前体重：145 磅（约 65.8 千克）

身高：69.5 英寸（约 176.5 厘米）

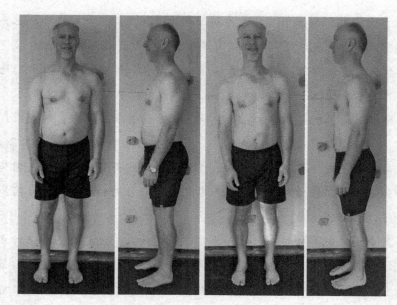

我大学期间身体健壮也很瘦，但胃常常很难受。后来我发现，吃精制碳水化合物并且不让胃里空着，就能大大改善难受的症状。因此我养成了吃得多、吃得频繁的习惯。

大学毕业后的十年间，我是机械工程师和软件开发员，属于案头工作。那段时间，我的体重在慢慢增加，直到最高的184磅。我多次尝试锻炼计划，也了解了许多健康饮食的知识。我的饮食慢慢得到了改善，但是减肥或定期锻炼并没有让体重下降。我有点儿失去自我，而且对自己的体重很不满意。

2001年，我依靠Body for LIFE计划减去了30磅（约13.6千克），但计划完成之后我就没再继续坚持食谱，不久之后运动方案也停止了。一年半后，我辞去了案头工作，和孩子们在家待着，我的体重慢慢地开始忽上忽下，秋季和冬季会增长5～10磅，每年春天经过三周的清肠法之后又会降下来。但我慢慢意识到，对于吃什么、吃多少，有时我几乎没得选。

2014年年末到2015年年初的那个冬天，我比往年胖得更多了些。因此我的精力和心情都不比往年，就这样过完了春天和夏天。我完全没有精力改善自己的饮食，完成为期三周的清肠活动，像往年那样把多余的体重减下去。我清楚自己应该有些改变，但就是办不到。

秋天时，我加入了明线饮食法集中训练营。现在，我可以成功地控制自己的食物选择、体重及健康，这是我长久以来都在努力追求的。

刚开始时，制定出食谱，每晚将其记录到食物日记中，对我来说很困难。搞清楚某样食物是否可以归入食谱，想出该吃什么，也不简单。但我在内心默默下了很大的决心，要严格遵守四条明线。也许是因为苏珊曾强调过管不住嘴所带来的个人尊严问题和负面的心理影响，因此我才会下这么大的决心。

集中训练营进行到一半时，决定每天吃什么，记录食物日记对我来说就没那么困难了，因为我已经了解了食谱，也认识了不少可吃的搭配和食物。我发现用明线饮食法对天然食物进行准备和搭配，比我之前用过的任何方法都要简单、快捷，而且我能轻松地使用这种方法为家人准备食物。

长期以来的脑雾状况完全消失了，而且再也没有出现过。我感觉身体有点虚，但并不疲倦。事实上，我能够轻易地选择低因咖啡，而以前我都是靠咖啡因和吃东西来保持一整天的能量。参加集中训练营几周后，我的血糖稳定了，真是怪了，我竟能一整天都感觉能量满满。

我爱上了称量食物。能够清楚地知道自己每一天、每一顿吃的都是分量正好的健康食物，我感到非常欣慰。若没有了称量，我想自己应该又会回到当初那样疯狂的境地，总是在疑惑该不该再吃点儿？这样会不会吃多了？我瘦了，还是胖了？吃早餐时，有时我往自己碗里舀过多的熟燕麦米，每当这种时候我就会把燕麦米放在那里，脑子开始紧张起来……我该吃吗？不该吃吗？吃了的话会有关系吗？会不会吃了还会吃更多？很快，我的脑海中就一片寂静，接着就是一场通往疯狂境地的快速之旅，把我的饮食配方都打乱了。我再也不想和这样的事扯上任何关系！虽然它不会像影响心情一样影响我的体重。把多舀的燕麦米舀出来，我就能回到平静的自由之境了。

这样做显然能瘦下来，也必然可以自由，但是何谈快乐呢？一直以来，我的抑郁情绪总是反复——近年来在西雅图，我受季节性情感障碍（SAD）症状的影响越来越严重。那么自我开始使用明线饮食法以来，这个冬天情况如何呢？什么都没发生。没有一丁点儿让我沮丧的事，也没出现往年秋冬那样的SAD症状。为此，我真的非常感谢明线饮食法。

我时不时会被非"明线饮食法"食物所吸引，特别是别的专家推荐的"健康"食品，如思慕雪、果汁、康普茶，或饱含超级营养素的食谱。我会赶快提醒自己，这些东西就是一张快车票，会通往我不想过的那种生活。

食物曾在我的生命中占了太多空间，让我觉得自己很失败，就好像自己是在别人的身体里过着别人的生活一样。现在我有了自尊，得自己很成功。现在我是以最好的自我在生活。

第7章

CHAPTER 7

自发行为：你新交的挚友

刚接触明线饮食法这一概念，而且已经从戒糖、戒面粉的震惊中恢复过来之后，人们问的问题通常是："但是遵守明线饮食法不需要意志力的支持吗？""我到底该怎么执行呢？""这不就是又一种告诉我哪些东西不能吃的饮食法吗？"我告诉他们，这绝不仅仅是另一种饮食法。使用这种方法的人之所以能够减去超出的体重，而且更重要的是能保持不反弹，是因为该方法经过精心设计，能够让大脑中负责判断的部分，即前额皮层，不再负责饮食行为，而是让大脑中负责自发进行的那部分，也就是基底核（basal ganglia），来负责饮食行为。明线饮食法是一个完整、和谐的系统。建立这个系统需要一些意志力，而一旦建立起来，需要的意志力就很少了，或几乎不需要意志力支持。

坚持重复遵守明线饮食法的行为，久而久之就会形成自发行为。这一点至关重要，因为现在就是在努力让你的破坏者闭嘴。我们不会让你对下一步该做什么做任何决定。我们希望帮你安排好一切，以便在你使用明线饮食法的日子中，每个重要的环节都能自然而然地发生。这么做一举三得：一是让你保持目标体重，二是减轻意志力的负担，三是让你的脑海中一天到晚念叨食物的那个声音闭嘴。不再需要你的大脑去思考、感到迷惑或做出决定，你选择对的食物就会成为习惯。

大脑中的习惯

大脑经过进化，能够让某些行为无意识地进行，这就为大脑其他部分免去了做决定的麻烦。你可以这么想：跪在泥地上料理庄稼，或者取火，会让我们暴露在被野兽攻击的危险中。如果做上述事情时不需要思考，那么我们就能对灌木丛中的动静保持警觉，也有足够的心力快速判断正在接近的是豺狼还是其他猛兽。基底核就是大脑负责自发行为的部分（见图7-1）。

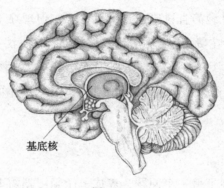

基底核

图　7-1

自发行为是怎样的

使用意志力和使用大脑控制自发行为的部分完成同一件事是完全不同的体验。如果你曾试着在晨间例行中添加一个新习惯，无论是锻炼、冥想五分钟，还是读一页励志书，可能都会让你感到总像忘了什么似的，变得过于繁忙，或决定"偶尔"休息一次。但再想想刷牙。我不清楚你会怎么样，但我能打包票，一年365天，每个早晨我都会刷牙，不管是出差、生病还是工作。这没得商量。更重要的是，我都不用特意想着要刷牙。我不用花费任何精力去担心自己会不会刷牙。相比之下，我的三个女儿亚历克西丝、佐薇和玛娅对刷牙这个任务是何感觉呢？她们每天都需要被提醒和引导才能完成。为什么？因为对她们来说，刷牙还没有成为自发行为。

　　还记得你刚开始学开车的时候吗？还记得你第一次试着跟随公路上的车流移动的情景吗？还记得那时候心悸的感觉吗？是不是需要非常集中精神？但现在，想必你已经可以边喝拿铁、边换收音机电台、边开车了。重点是，一旦一件事成了自发行为，就能省下巨大的认知资源去做其他的事，而且你想都不用想就可以完成这件事。

　　在坚持养生法这件事上，自发行为带来的最棒的一点是，一旦你停掉养生法，就会感到不舒服。我有位朋友，年纪很大的时候才开始用夜间牙套，前两个月她简直讨厌死这玩意儿了。但现在不戴牙套她都睡不着了。毫无疑问，花费短短数月，努力坚持明线饮食法中的习惯，让其成为自发行为，无异于你给自己准备了一份礼物，在今后的日子中，它每天都会出现在你家门前，这份礼物就是一辈子快乐、苗条而自由的生活。

养成自发行为需要多久

　　这让我们想到了另一个问题，养成一个新习惯需要多久。让你从有意识地记住要称量食物、坐在餐桌旁吃饭，路过常去的甜甜圈店却能继续开车，到不用思考就能自然而然地完成这些事，需要多久？就说我自己吧。可以说我的生活非常充实。我不再刻意想着明线饮食法，就像我用不着想刷牙的事一样。我就是自然地遵守了。但在达到这种程度之前，我确实付出过努力。

　　想要变得快乐、苗条而自由，我首先需要有一段时间非常努力地集中精力，去吃对的食物。我非常希望存在这样一个世界，在那里，像我这样的人（或者你们）可以随时想吃什么就吃什么，还能过着快乐、苗条而自由的生活。也许 1000 年前存在这样的世界，但很不幸，我们现在生活的世界并不是这样的。所以，如果你想得到我们提供的东西，就不得不有一段时间投入一些精力，同时让自己开始吃对的食物。

　　养成新的习惯需要多久？研究人员也想知道，所以他们让实验对象开始采取一种新的饮食方式，开始喝酒，或者进行其他活动，同时记录他们是否每天都做这种行为，以及是否觉得该行为已成为自发行为。平均需要 66 天的时间，才能让一种全新行为的自发进行程度达到 95%。[1]请注意，这与你在媒体上读到或听到的情况不太相符。媒体报道得不正确，21 天根本无法养成一种习惯。30 天也不够。正确的数据是 66 天。而且这还只是平均数，浮动范围很广。快一些的人，只要 18 天就能养成自发行为，最慢的人需要 254 天。

这就意味着，你必须让自己在 18 ～ 254 天高度集中在这件事上。而且请记住，上述研究对象只是被要求在生活中添加一种全新的行为。而要活得快乐、苗条而自由，则需要添加一系列全新的行为，改掉许多长久以来的习惯，对一些人来说，甚至还要戒掉对某种食物的瘾。这可是一项大工程。

兔子拖鞋

因此，在明线饮食法成为自发行为之前的这段时间中，我希望你能清楚地了解自己的意志力将会面临的压力，并且尽你所能让它不要负担过重；尽可能减少工作中的任务；清楚地意识到哪些事需要消耗你的精力，如照顾孩子弄完各种睡前该做的事，直到把他们哄睡着，以及根据明线饮食法安排自己的饮食。做这种事情时，要么事先吃完东西，要么准备好，做完事再吃。如果每周三开可怕的员工会议时，你都要靠一盘糕点垫垫肚子，那就在开会前先把明线饮食法规定的午餐吃了吧。另外，你要确保每晚都有充足的睡眠。睡眠能够有效地补充意志力。[2]

总之，在刚开始使用明线饮食法的日子里，我的经验是把这当成一场慢悠悠的旅行。想象自己一整天都穿着兔子拖鞋度过。我希望你能以这样的态度面对减肥的早期阶段。在前几个月中，你可能会觉得很累。这很正常，而且是会过去的。多喝水，让自己清楚疲乏的感觉是真实的，但也只是暂时的。这世界上美好和成功的感觉正在来临——不久就会到来。一开始，要允许对自己温柔一点儿。这其中一个关键的部分是——不要锻炼。

不要锻炼

是的，你没看错。明线饮食法就是一个不用锻炼的计划。在最初的习惯培养阶段，我非常不建议你增加运动量。增加运动量会消耗意志力，对实现长期目标不利，反而会变成压垮骆驼的最后一根稻草。

要是你已经过得快乐、苗条而自由，明线饮食也已成了固定的习惯，那么锻炼会给你的身体和心理都带来极大的益处。研究表明，规律的锻炼能够提高记忆力、注意力和学习能力。[3] 运动能延缓阿尔茨海默病和其他痴呆症的出现，[4] 能增强免疫系统，[5] 强化肌肉和骨骼，促进平衡感，防止骨质疏松[6]。运动还能强化心脏功能，帮助加强自尊心，[7] 甚至可以提高性生活质量。[8] 如果你身材苗条，运动可以帮助你保持体形。实际上，唯一一件运动做不到的事，就是帮你减肥。

确实没错。运动不会让你变瘦。路易斯安那州立大学的蒂莫西·丘奇（Timothy Church）[9] 博士在一项研究中将 464 位已经绝经、体重超重的女士分为 4 组。每组每周平均分别运动 0 分钟、72 分钟、136 分钟，以及 194 分钟，强度保持在最大摄氧量⊖的 50%。饮食上没有改变。6 个月的实验结束时，锻炼的组别并没有比未进行锻炼的对照组减掉更多的体重。随着运动量的增加，人体的"补偿"也更明显，基本上，参加锻炼的组别会变得更易饥饿，意志力也消耗得更多。这意味着她们脑海中的破坏者更有可能成功说服她们在运动结束之后喝杯拿铁、吃块松饼。

如果你密切关注运动科学，那么肯定知道运动并不能减肥。是的，我知道《超级减肥王》（*The Biggest Loser*）⊜中的选手减掉了很多体重。但是他们不能保持不反弹，这才是重点。[10] 之所以让大家在使用明线饮食法的减重阶段不要运动，是因为仅仅要建立起那 4 条有力、持久且完全成为习惯的明线，就已经消耗了你全部的注意力和意志力。若你再为其他事情而分心，耗费意志力，你就会找捷径，就会有例外情况钻空

⊖ 指人体在进行最大强度的运动，出现无力继续支撑接下来的运动时，所能摄入的氧气含量。——译者注

⊜ 美国一档热门的减肥主题综艺节目。——译者注

子，你一切的努力就会被瓦解。但如果你能将这段短暂的时间当成礼物赠予自己，真正地集中在减肥这一件事上，你将会在今后的生活中收获益处。在我看来，减肥就应该是一步到位的事情，该是你生活中很短又很特殊的一段时间。让我们一次性地快速帮你把多余的体重减掉，就是今天。然后你就可以恢复锻炼，一辈子以正常的身材去享受锻炼。

　　如果你仍然担心锻炼的问题，我向你保证，我的集中训练营里有上千人在没有锻炼的情况下就减掉了多余的体重。这是我亲眼所见。当然，我也目睹了完全相反的情况。

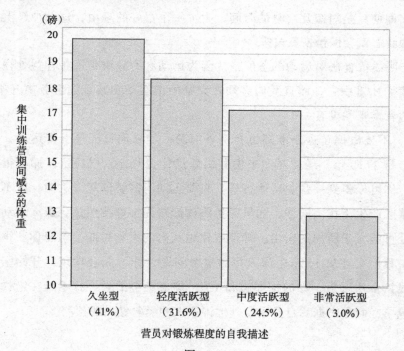

图　7-2

　　研究人员要求参与者描述自己在集中训练营的8周实践中参与锻炼的程度，图7-2是根据参与者的答案所得。从图中可以看到，在参与者学习全新的饮食习惯并努力将其变成自发行为的这段时间中，运动量越大，减下去的体重就越少。其他研究团队也发现了这一点。在彭宁顿生物医学研究中心（Pennington Biomedical Research Center）的一项研究中，研究人员发现，在他们研究的前 8 周，只节食的组别减掉的体重是其初始体重的 5%，而节食加运动组只减掉了其初始体重的 3.5%。[11]

认识到运动对许多人来说都是反常状态的一部分，同样非常重要。这一点很微妙，因为运动是一件非常健康、增添活力的事，也是我们应该去做的事。但以我的经验来看，很多进行常规运动的人（虽然不是所有，但也有很多）来到明线饮食法集中训练营时，疯狂沉迷于运动。用过度运动来补偿暴饮暴食可能本身就会成为一种让人上瘾的怪圈。这些人甚至没有意识到自己正陷入这种循环。但我们要试着让他们不再这么做，即使只是短短几个月的时间，为了一个很好的理由，这种神经上的病理状态就会慢慢恢复过来。

明线饮食法对运动的态度是，因为运动会为健康带来各种益处，所以我们才重视它，而且我们必须在大脑中把运动和减重完全分离开来。这两者本来就没有关系。

"不要锻炼"这条准则也有例外情况：如果你每天早上都运动，已经坚持了 15 年，运动对你来说和刷牙没什么两样，很稳定，那么很明显，你可以得到一张免费通行证。只要运动不需要消耗意志力，就不会对减肥产生干扰。同样，如果医生将你诊断为抑郁或焦虑，那么运动的好处可能大于所需的付出。抑郁或焦虑状态的大脑可能会阻碍你获得自由。我们会在第 15 章中深入探讨这个问题，你可能会发现，开始坚持明线饮食法之后，你的抑郁感和（或）焦虑感会消失。我不是在给你们打包票，而是根据我自身以及其他许多人的经验做出的预测。

自发行为

关于哪些行为"可以变成自发行为"这个问题，如今有一些优势的科学理论，明线饮食法就是在这些理论的基础上设计出来的。有些事很容易变成自发行为，其他事却不太容易。学会一天只吃三顿饭是件很容易就能变成自发行为的事，而学会一天吃六顿就困难多了。确实，我怀双胞胎女儿时，一天吃六顿饭。但是一天吃六顿饭真的很难。怀孕之前我已经成功坚持明线饮食法很多年了，所以一生完孩子我尽快恢复了一天吃三顿饭的习惯，因为我想恢复那种自发行为。一天吃六顿饭感觉像杂耍似的。

一旦我们偏离了自己的饮食计划，就很容易掉入意志力缺口中或受到破坏者唆使，在第三部分中，我会和大家分享对此可以采取的行动和使用的策略。这是非常简单的。在第四部分中，我会告诉你什么时候可以偏离食谱，以及如何偏离，比如把中午的水果挪到晚餐吃，因为我们要去参加婚礼，相比吃蛋糕，我们更想吃水果。这个计划很明智，也是一种策略。但是仅仅对食谱变动一次，或有计划地长期性变动（比如孕期），相比一时冲动、每天随便替换食物和类别，这两种情况还是存在很大差别的。后者是陷阱，会导致减肥失败。对许多人来说，目测用餐的分量也是导致失败的陷阱。这会让破坏者试图说服他们没吃够。相信我，我知道这种感觉。有时我出门旅行时没带电子食品秤，在那几顿饭中，我脑海中的破坏者就会问我要不要再吃点。称量不精确是另一个需要注意的问题。你应该不想让大脑中负责评估、做决定的部分对你指手画脚吧。

邀　请

在接下来的几个月中，你需要打破无数从前的自发性习惯，培养无数新的自发行为。完成这两件事，并将它们做好，将用尽你几乎所有的意志力。这意味着你要创造出空间，慢下来，善待自己，认识到这段减肥的时间将会很独特、很集中，从很多方面来看，这都是一段宝贵的时光。这是在为自己准备一件很有价值的礼物。

如果你能正确地开始明线饮食法，那么最后你将能够养成自发饮食的习惯，而这会给你今后的生活带来回报。它让你过去梦想过的所有事情都成真。但如果你不挤出时间去正确坚持明线饮食法，仍旧坚持大量运动、辛苦工作，或者让自己走捷径，这个饮食系统就不能正确运行，你会强行为自己东找一个例外，西找一个例外，那么这次减肥又将成为你减肥史中一次没能坚持下来的尝试。

我邀请你现在就做出决定，去按照计划严格执行，不要给自己任何回旋的余地，不要寻找例外。你必须相信这个方法。这一次减肥不可阻挡。是时候为自己送上这份礼物了。

案例分析：简·多伊奇（Jan Deutsch）

最高体重：333 磅（约 151 千克）

目前体重：141 磅（约 64 千克）

身高：66.5 英寸（约 169 厘米）

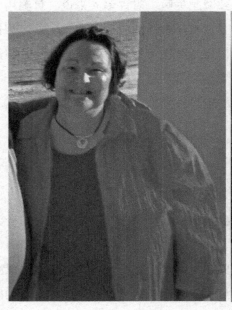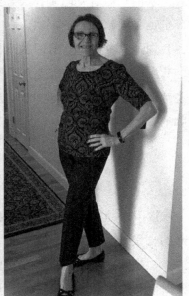

14 岁时，我的身体就发育得很成熟了，这让我觉得很不自然。当时我的体重是 135 磅（约 61.2 千克），身高接近 67 英寸（约 170 厘米），一点儿都不超重，但我觉得自己很胖。因此，我进了慧俪轻体减肥机构。到 17 岁时，我的身材变得很棒……但后来，我上了大学，大一一年就长胖了 20 磅（约 9 千克）。之后的几年，我的体重就像坐上了过山车，一会儿轻 20 磅，一会儿重 20 磅。再后来，我怀孕了三次，过山车变得更刺激了，一次又一次地轻 40 磅，再重 40 磅。

有段时间，我依靠补充性饮食法成功减掉了 80 磅。但就在达到目标体重的那天，我又开始吃垃圾食品了。我觉得那是我最低落、最伤心的时刻。我觉得自己彻底失败了。于是我放弃了，而且接下来的 8 年中，再也没有想要节食。在那段时间里，我减下去的体重全回来了，甚至比没减肥之前更胖，一共长了 153 磅。我一有机会就吃。不管快乐还是悲伤，都没关系，我吃东西就是为了找安慰。

后来奇迹出现了，我长到最胖的 333 磅时，遇到了我的减肥医生，那时候我才知道原来自己不是意志薄弱、懒惰的人。我只是对糖和面粉上瘾。我欣慰极了！

最初，我依靠减少卡路里的饮食方法减下去很多，不吃糖，不吃高果糖玉米糖浆，也不吃白面粉。但有一天，我想找点甜的东西吃，于是打开了一盒葡萄干。那个周末，我把一整盒葡萄干都吃光了，又出现了失控的感觉。幸运的是，几天之后，我听到了凯蒂·梅（Katie Mae）采访苏珊·皮尔斯·汤普森。她的一席话让我产生了深刻的共鸣，于是我立即丢掉了所有的面粉，减少食用人工甜味剂，一天只吃三顿饭，并且开始称量我的食物。

明线饮食法中让我印象最深的两点是：一天只吃三顿饭，每天晚上记下第二天要吃的东西。我一直都是个到处找东西吃的人，一天中的每时每刻都在吃东西。吃正餐的时候我从来都不会吃饱，因为想留着肚子晚上最后再吃点零食。饮食法中最难克服的部分就是杜绝零食，因为这意味着我晚上再也不能照例吃几顿小吃了。我花了三四周才适应了不吃零食。我会喝很多很多茶，让自己忙起来，不在厨房待着。

值得一提的是，我吃的都是完整植物的天然食品，这个方法的理念是，只要吃的是完整的天然食物，就不必控制数量。但这个方法对我没有用！作为一名强迫性暴食者，我的大脑只会诱惑我吃得更多。因此，易受影响度等级表为我做出了解释。我的得分为10分，确实我一吃东西就根本停不下来。因此，即使已经达到了目标体重，我还是要继续称量食物，因为这样让我觉得很自由。我能知道盘子里盛的食物就是我需要的部分，无须多考虑。

　　现在我穿的所有衣服都是6码（相当于S码）或8码（相当于M码），从裤子到裙子都是，而且现在的体重比结婚时还要轻10磅。过去6年间，我的生活发生了翻天覆地的变化。在我身体状况最糟糕的时候，甘油三酯高得爆表，糖化血红蛋白值⊖达到6.9%，因为超重193磅（约88千克），我的膝盖、臀部和背部在外部压力和身体负担的作用下常常疼痛。如今，我的血循环非常好，身上也不痛了。从前，我经常被许多需要身体运动的活动拒之门外，或是自己不愿参加。如今，我参加了几次5千米跑和一次10英里（约16千米）健步活动。我还划皮艇和独木舟，也可以骑自行车。2015年，我实现了20年前在佛蒙特州许下的愿望，这是一个让我最难忘的时刻。20年前，在一个高尔夫球场，我看到一架滑翔机从我头顶俯冲下来。当时就想："噢，希望有一天我也能这样。"但我低头看了看自己300磅（约136千克）重的身体，对自己说："不行的。"滑翔机对乘客有体重限制。2015年8月，我终于实现了这个梦想。在大山上空翱翔真的令我非常激动。梦想真的成真了。

　　⊖　糖化血红蛋白正常值为4%～6%，偏高则表示有糖尿病。——译者注

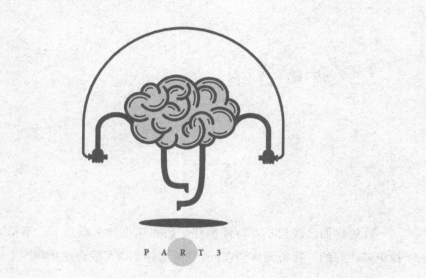

PART 3

第三部分

路线图：让我们开始吧

第8章

CHAPTER8

减重食谱

我想你们已经迫不及待地想仔细研究该吃什么东西了。别担心，选择很多。好的，我听到你们在问："但这些东西是我爱吃的吗？"

当然是。

反正，最后你会喜欢的，也有可能马上就喜欢。本计划中你能吃的东西非常多样化，因为明线饮食法完全是一种生活方式。这个计划不会让你连续六周都吃生菜或西柚，而是吃对大脑有益的真正的食物，吃的量能帮你减肥，减完之后也能帮你保持不反弹。

在享受食物方面，你有三个好消息。第一，如果你有多巴胺受体减少的问题，那么当多巴胺受体恢复正常时你会发现，你能够品尝食物的味道，这是多年来都办不到的事。第二，每两周味蕾中的细胞会全都死掉，一批全新的细胞会取而代之，因此在你戒除食物上瘾的过程中，味蕾也会自我更新，在很短的时间内，食物就会变得非常美味。[1] 我之所以会说这些，是因为我本人过去会一下子吃很多曲奇饼泥，但是现在会吃很多蔬菜。我喜欢蔬菜，蔬菜的味道好到令人难以置信，让我感到充实和满足。当然，我爱上蔬菜也不是一朝一夕的事。第三，你会发现食物变得越来越好吃，因为你吃每顿饭之前，胃都会迫不及待，身体也真正想要且需要吃东西。[2] 事实证明，这会对食物的味道产生巨大影响。

我不知道你是怎样的，但过去，我总是在加油灯还没亮时就把自己身体的油箱加满了。而且因为身体其实并不需要吃东西，所以我不得不寻找一些超级美味的味觉炸弹来安抚负担过大的味蕾。仅此而已。当你真正有了生理上的饥饿感时，种类丰富多样的健康食物尝上去就会异常美味。你的身体就像在说："好吃！谢谢哦！"

警告：第一次阅读食谱时，你发现自己对这个食物系统反应强烈，因为它看上去既复杂又死板，而且无法抗拒。这很正常。但我保证很快它就会变得简单，你也会觉得它很容易。虽然挑选食物还是很复杂，因为好的选择太多了，读完整个食谱就像试图从消防栓里取水喝一样。我建议你读完这部分之后深呼吸，冷静一下，告诉自己试一段时间看看。这不是必需的，只是做个试验。上千人都已经成功坚持了下来，他们和你没有半点差别。如果你能一直坚持这个计划，它一定会起作用的。

还有一件事我需要事先跟你打好招呼，你听了可能会觉得很惊讶：这个食谱并不是最营养的搭配。它设计得很广泛、很宽松，能够成功地让你活得快乐、苗条而自由。我这么说的意思是，当你完成了饮食习惯的改变之后，或者是在改变的过程中，你能够受到启发，选择越来越多、越来越健康的食物……那么你自然会开始注意营养，会想要把圆生菜换成芝麻菜或羽衣甘蓝。因为我已经要求大家戒掉糖和面粉，不吃零食，称量用餐量，所以只要不是最初减肥阶段必须要求的事情，我就不会紧接着列出更多的限制。有的专家唯一的目标就是用最营养的食谱帮你变得尽可能健康——这样的专家已经够多了，不需要新的了。这样的工作已经做得够好了。我要做的与这个完全不同。我是为了让你的身材恢复正常，在把食物放进嘴里这件事上，我要把你变成自己命运的谱写者。到那时候，只要你愿意，你可以选择更加健康的食物。当然，如果你想从第一天就选择最营养的食物，那也很棒。食谱中包含了所有最营养的食物，所以你想这样做应该没什么问题。

阅读减重食谱时，你可能会有疑问，就这一个计划怎么可能对每个人都有用呢？经常有人问我这个问题。答案是，不同人的身材和新陈代谢的差异仅仅体现在减掉多余体重的速度差别上，一旦减到了目标体重，他们就可以根据自己新陈代谢的需求，选择不同的保持身材的计划。不过请注意，减重食谱并不建议每人每天食用相同数量的食物。对于刚开始计划的人来说，男性三餐中的蛋白质摄入会比女性多。而且，你可以轻松改变自己所吃的食物量。例如，你可以选择脱脂干酪或腰果作为食物中的蛋白质，但是吃腰果的话，你摄入的热量会是选择干酪的近四倍。意思就是，根据你的需求，或者根据实际情况，在食谱中选择热量"高"或"低"的食物。比如你知道自己那天要去远足，就可以选择热量相对高一点的食物。

还有一点：如果你正在坚持某种饮食哲学，如原始饮食、营养学家饮食法、素食或无麸质饮食，我保证，你可以很容易地将这个饮食计划与你的需要相结合，继续坚持原有饮食方法中的规则。自 2012 年起，我吃的食物就一直是以植物为主，但不管是我在饮食中加入肉和奶制品的那些年，还是 2012 年以来的这些年，明线饮食法一直让我保持着完美的苗条身材。只要你的饮食哲学不是让你每天晚上吃曲奇饼，明线饮食法就一定有办法让它奏效。

最后，当你读到这儿时，我希望你可以接受明线饮食法，并且保持开放的心态。在使用明线饮食法的人中，减肥最成功的都是选择信任这个计划，并且按照计划安排行动的人。毕竟，在你之前尝试过的方法中，没有一个能让你达到想要的目标，对吧？有上千个案例能够证明这个路线图有效。相信它吧！

减重食谱

如果你想减掉至少 10 磅（约 4.5 千克）的体重，那么就从这个目标开始吧。坚持这个计划，直到你达到目标体重。如果你已经达到目标体重，或想减的重量不到 10 磅，读完本章可直接读第 14 章开头部分的保持身材的食谱，以找到开始行动的指示。

减重食谱	
早餐	1 份蛋白质
	1 份早餐谷物
	1 份水果
午餐	1 份蛋白质
	6 盎司蔬菜
	1 份水果
	1 份脂肪
晚餐	1 份蛋白质
	6 盎司蔬菜
	8 盎司沙拉
	1 份脂肪

达到目标体重需要多久？这取决于你要减多少体重，以及你减重的速度。使用明线饮食法的人减掉多余体重的速度有快有慢，跨度很大，但平均每周每人能减 1 ～ 3 磅（0.45 ～ 1.36 千克），也就是说，有些人减的少，有些人减的多，但大多数在这个范围内。这里要注意的是，与普遍看法相反，其实并没有科学证据表明减肥减得慢比较好。[3] 所以我觉得还是赶紧减掉吧。

此外，我也看到过很多使用明线饮食法的人在观察到自己的身体对计划的具体反应后，对目标体重进行调整。当我还在为体重痛苦的时候，一开始为自己定的目标是减到 8 码（相当于 M 码），4 码（相当于 S 码）是我无法想象的。过去，我认为自己骨架比较大。但其实不是，我的骨架就是正常大小。现在，我穿的就是 4 码的衣服。所以，定个目标，但如果在几个月中目标又变小了，也不要惊讶。

当体重快要接近目标值时，你应该参考第 14 章中保持身材的食谱。在那张食谱中，我为你列出了所有的细节，帮你改变食谱，让减重速度变慢，直到不再减重。

早餐谷物

早餐谷物	
烹调过的谷物，热的（烹调之后，称 4 盎司） 干谷物，冷食或加热（称 1 盎司，再烹调）	
土豆（煮熟，4 盎司）	燕麦米（冷食，1 盎司）
红薯（煮熟，4 盎司）	燕麦麸（冷食，1 盎司）
山药（煮熟，4 盎司）	米粉（冷食，1 盎司）
大米（煮熟，4 盎司）	粗燕麦粉（冷食，1 盎司）
藜麦（煮熟，4 盎司）	麦乳（冷食，1 盎司）
小米（煮熟，4 盎司）	藜麦片（冷食，1 盎司）

把全谷物用在明线饮食法食谱中完全没有问题，但刚开始时最好只在早餐时吃全谷物。当接近目标体重时，可以加入午餐，慢慢地，到最后再加入晚餐中。大多标准的早餐谷类食物都不在明线饮食法的食谱中，因为其中含糖、含面粉或两者都有。另外，包装食品中如果含有少量的糖或面粉，其实没关系。糖和面粉都是剂量依赖性的东西，根据我的经验，极少量并不足以激发你对食物的渴望。规则如下，你需要看一下产品的配料表，如果前三种配料中没有糖或面粉，那就可以吃。你需要养成习惯，看清楚每一种你所购买的包装食品的配料表，但你吃的食物大部分都必须是天然食品，没有包装，也没有配料表。按照这个规则，有一些商业生产的谷物可以选择，其中包括 Uncle Sam 牌天然谷物、Ezekiel 牌谷物、麦丝卷，以及不同种类的无糖膨化谷物（即不含糖和面粉的谷物）。此外，Fiber One 牌谷物产品也从一开始就被列在明线饮食法的食谱中。人工甜味剂在其配料表上排名第十。我相信你家附近的杂货店还有其他符合规则的早餐谷类食品可以选择，我没法一一列举。记住，你要注意任何形式的甜味剂（包括浓缩甘蔗汁或人造甜味剂），以及任何形式的面粉。如果你属于麸质不耐受人群，那么我当然希望你能寻找不含麸质的替代品，但要确保其配料表的前三种成分中不含任何形式的糖或面粉。藜麦片是我个人最喜欢的不含麸质的热早餐谷物。

对于冷食谷物，准确地称量出 1 盎司，要么干吃（例如麦丝卷，可以像饼干那样食用，很适合出门旅行的时候吃），要么加牛奶、无糖豆浆或无糖酸奶，这几样可以当作蛋白质。其他的非乳制奶（如杏仁奶）所含的蛋白质和热量极低，虽然可以接受，但不推荐在减重阶段食用（如果你喜欢使用杏仁奶或其他非乳制奶，请参考下面蛋白质部分的解释，它能够给你提供关于蛋白质的搭配建议）。

对于热的谷物，准确地称量出 1 盎司，然后加水（一般加 4 ～ 6 盎司），放入微波炉或在灶台上加热，直到达到你想要的浓稠度。或者，如果你的早餐蛋白质选的是牛奶，也可以把水换成牛奶。

蛋白质

通常在早餐食用的蛋白质（女性）	通常在午餐/晚餐食用的蛋白质（女性）	通常在早餐食用的蛋白质（男性）	通常在午餐/晚餐食用的蛋白质（男性）
动物性蛋白质选择			
8 盎司原味酸奶	4 盎司鸡肉（不抹面包屑，去皮）	8 盎司原味酸奶	6 盎司鸡肉（不抹面包屑，去皮）
8 盎司牛奶	4 盎司火鸡（去皮）	8 盎司牛奶	6 盎司火鸡（去皮）
2 个鸡蛋	4 盎司猪肉（不要用糖腌制的火腿）	3 个鸡蛋	6 盎司猪肉（不要用糖腌制的火腿）
4 盎司白软干酪	4 盎司羊肉	6 盎司白软干酪	4 盎司羊肉
4 盎司意大利乳清干酪	4 盎司鱼肉或贝类	6 盎司意大利乳清干酪	6 盎司鱼肉或贝类
植物性蛋白质选择			
8 盎司不加糖的豆浆	4 盎司豆腐	8 盎司不加糖的豆浆	6 盎司豆腐

（续）

通常在早餐食用的蛋白质（女性）	通常在午餐／晚餐食用的蛋白质（女性）	通常在早餐食用的蛋白质（男性）	通常在午餐／晚餐食用的蛋白质（男性）
8盎司不加糖的杏仁奶	4盎司丹贝	8盎司不加糖的杏仁奶	6盎司丹贝
8盎司不加糖的其他非乳制奶（火麻仁奶、亚麻蛋白奶、米乳等）	6盎司豆子（或2盎司烤豆子，如烤鹰嘴豆）	8盎司不加糖的其他非乳制奶（火麻仁奶、亚麻蛋白奶、米乳等）	6盎司豆子（或2盎司烤豆子，如烤鹰嘴豆）
4盎司豆腐	6盎司扁豆	6盎司豆腐	6盎司扁豆
4盎司鹰嘴豆泥	4盎司鹰嘴豆泥	6盎司鹰嘴豆泥	6盎司鹰嘴豆泥
2盎司大豆	4盎司带壳毛豆	3盎司大豆	6盎司带壳毛豆
2盎司坚果（或坚果黄油）	4盎司素汉堡	2盎司坚果（或坚果黄油）	6盎司素汉堡
2盎司植物种子	2盎司脆豆（或干烤毛豆）	2盎司植物种子	3盎司脆豆（或干烤毛豆）

　　早餐的蛋白质，选择普通酸奶或希腊酸奶都可以。最好选择低脂奶制品，而不是选择脱脂或全脂奶制品，但也没有硬性规定。如果你不会狂吃坚果或植物种子停不下来，也可以选择它们；但请记住，这两种食物的热量都非常高，所以在减去所有超重体重之前，一周之内不宜食用超过两次。如果你比较喜欢植物性蛋白质，减重阶段避免在早餐时选择杏仁奶和米乳，因为如果这些食物中不加糖的话，热量和蛋白质含量都很低，吃了这些你会撑不到吃午饭。强化豆奶是比较好的选择。

　　不过，如果你非常想在早餐时选择杏仁奶，比如用来冲咖啡或者煮谷物，有一种方法可以做到这一点。将一份蛋白质分成两半，变成4盎司的任何奶品，1盎司坚果或植物种子（或半份豆子、奶酪、鸡蛋，也可以是其他任何你喜欢的蛋白质）。杏仁奶／豆奶和坚果／植物种子的组合，其独特的好处在于，一种热量较"低"，另一种热量较"高"，两者组合可以达到完美的平衡。如果你喜欢的话，可以把每天早餐中的蛋白质都这样分配。我就是这么做的。

对于午餐和晚餐的蛋白质，有一个重要提示：你要把食物煮完后再称量。比如，你要吃个汉堡，不要先称汉堡的肉饼，再把它放到烤架上或煎锅里，因为烹调的过程中它会收缩 25% ～ 50%。所以烹饪时（也包括蛋白质和蔬菜）煮的量要大一些，这样就会有剩余，东西一做熟，你就可以马上称量好自己需要的分量。

培根并不包括在食谱中，主要是因为要用一大堆原料才能制成 4 ～ 6 盎司的培根。选择加工过的肉类时，要非常慎重，如午餐肉、热狗、香肠等。要仔细读一读配料表，确保糖（如葡萄糖）、面粉，或某种形式的淀粉不是排名前三的配料。吃真正的肉会好一些，最好能吃有机的、精心饲养的动物的肉。

植物性蛋白的话，由大豆和某些谷物（如糙米）制成的丹贝就可以。熏制丹贝条（"素"培根）很好吃，也是一个不错的选择。菜豆和扁豆是价格最便宜也最健康的选择，能够提供蛋白质和纤维，所以可以经常吃。如果你选择植物性饮食，出门的时候可以在公文包或旅行袋中装一小袋事先称过重量的脆豆。在餐厅用餐时，你可以默默地把豆子倒进沙拉里，制成一顿饭。烘豆或者烤豆，如鹰嘴豆，也很不错，可以加入食谱中，分量与脆豆一样（女性 2 盎司，男性 3 盎司）。我发现机场礼品店会卖小袋零食装的干鹰嘴豆，于是在结束疲惫的飞行之后，我会买些鹰嘴豆，配上新鲜水果和星巴克的燕麦杯，当作早饭。

水　果

当水果大小看上去不超过要求的重量时，最好还是求助值得信任的电子秤，准确称出 6 盎司。例如，有的香蕉很小，有的李子和杏很大，所以最好还是用秤称出 6 盎司，而不是直接吃。至于樱桃，你可以称 6 盎司带核的，不用考虑核的重量，或者可以称 6.3 盎司或 6.25 盎司带核的

（是的，我曾小心取出 6 盎司樱桃里的核，称过重量）。又或者，你可以在称重之前用去核器取出樱桃的核。请注意，任何新鲜、完整的水果都可以吃，所以如果你对未列入食谱中的水果有疑问的话，答案是也可以吃。

水　果			
一顿 1 个的	一顿 2 个的	一顿 3 个的	称 6 盎司的
苹果	李子	杏	浆果（不限种类）
梨	奇异果		葡萄
橙子	柿子		菠萝
西柚			樱桃
香蕉			芒果 / 木瓜
桃			瓜（不限种类）
油桃			新鲜无花果

蔬　菜

蔬菜——6 盎司	
洋蓟心	青蒜
芦笋	生菜
甜菜叶	蘑菇
甜菜根	洋葱
青菜	青椒
西蓝花	菊苣
球花甘蓝	樱桃萝卜
孢子甘蓝	荷兰豆
卷心菜	意面南瓜
菜花	菠菜
胡萝卜	甜豌豆
芹菜	瑞士甜菜
绿叶甘蓝	酸浆果
黄瓜	西红柿

（续）

蔬菜——6盎司	
蒲公英嫩叶	芜菁
茄子	豆瓣菜
四季豆	黄角瓜（金皮西葫芦）
豆薯	西葫芦
羽衣甘蓝	
含淀粉的蔬菜——6盎司（可以接受，但要谨慎使用）	
玉米	大头菜
欧防风	南瓜（胡桃南瓜、橡果南瓜）
豌豆	

　　请注意，表中并未列出所有的蔬菜。和水果一样，在明线饮食法中，任何蔬菜都可以吃，所以如果你想吃的蔬菜不在食谱上，不要怕，吃吧。

　　蔬菜可以生吃或煮熟，拌成沙拉或者把几种蔬菜混着吃。明线饮食法中有一种说法："想吃什么就做什么。"也就是说，如果你晚餐不想吃沙拉，可以换成煮过的蔬菜。做菜的时候，一定要做完再称重，因为和蛋白质一样，蔬菜在烹饪的过程中也会收缩，有时候甚至收缩得非常严重。做菜时也不要加入额外的脂肪。例如，绿叶甘蓝应该蒸或煮，而不是跟黄油和蹄膀一起做。如果你对草本植物和香料不太熟悉，有个好方法，在菜里加洋葱和大蒜，那样就算不加脂肪，食物也能给食物调味。"不能加脂肪"这条规则也有例外，即喷锅油（spray oil），也就是炒蔬菜或烤蔬菜之前，可以用Pam牌或其他种类的喷锅油（最好是橄榄油）在平底锅或烤盘上喷上薄薄的一层。这样食物中确实会增加少量脂肪，但不足以让你的减重事业脱离正轨。罐装或冷冻蔬菜都可以吃，但要仔细阅读标签，确保其中没有添加任何东西。比方说，罐装甜菜非常美味，但一定要选保存在水里且不加糖的那种；同样，洋蓟心也要选保存在水里的，而不是保存在油中的。一些冷冻蔬菜配了奶油酱或者加了糖，要避免食用这类食物。

把淀粉类蔬菜算作蔬菜没有问题，但要注意，其热量比其他蔬菜要高一些。因此，我建议减重阶段每周至多吃 2 次淀粉类蔬菜。减重结束之后，只要体重保持稳定，你就可以试着吃得更频繁一些。注意，土豆、红薯、山药并不属于淀粉类蔬菜。这些都算是谷物，当你减到目标体重之后，还会在午餐和晚餐的食谱中遇到它们。至于玉米，称 6 盎司玉米粒，或吃两个中等个头的新鲜玉米棒都可以。

请不要错误地以为 8 盎司沙拉就等于 8 盎司生菜。那得嚼一晚上才能吃完！拌沙拉的第一步是以 2～3 盎司称上去比较重的生菜为基础材料，如莴苣和圆生菜，或以 1～2 盎司比较轻的生菜为基础材料，如菠菜或混合绿叶菜。然后加入拌沙拉用的蔬菜，如西红柿、黄瓜、胡萝卜、紫洋葱、蘑菇、青椒、豆芽、豆薯、甜菜、芹菜等，直到总重量正好达到 8 盎司。当你达到了目标体重之后，可以把牛油果或橄榄作为蔬菜加入沙拉，但在减重阶段最好不要吃这类蔬菜，也不要把它们当作脂肪（见下文），因为它们的热量很高。外出就餐点沙拉的时候一定要谨慎，因为许多餐馆的沙拉都会加面包丁、奶酪、蔓越莓干、水果、培根碎或其他热量较高的调味品。你可以要一些橄榄油和醋当蘸汁，也可以用勺子量出油的量：3 茶匙等于 1 汤匙（约为 0.5 液体盎司⊖），再加入醋进行调味。

要做到吃很多蔬菜却不感到厌烦，种类丰富尤其重要。如果你对我食谱中的蔬菜不太熟悉，可以尝试每周加入一种新的蔬菜，慢慢地，你的食谱中的选择就会越来越多。丰富的种类不仅是生活的调味品，更是健康与活力的基础！

脂　肪

午餐和晚餐各需要一份脂肪。午餐时，也许你会选择把脂肪加到蔬菜中。晚餐时，我想你会在沙拉中加油或酱汁。当然可以用汤匙来量脂肪的量，但我个人更喜欢用电子食品秤称量，因为这样不会出错，也更

⊖　1 液体盎司≈30 毫升，大概 2 汤匙。

精确。1 汤匙相当于 0.5 液体盎司。但是要小心,如果在量油时倒多了,必须准备好一张纸巾,吸一些出来,让油回到准确的重量。用电子秤的话,你就不会草率了事了。不要向你的破坏者屈服,因为它会悄悄在你耳边说:"只多一点点,不要紧的。"这关乎诚实问题。这可是你的明线。

脂　　肪
牛油果(2 盎司)
黄油(1 汤匙,即 0.5 盎司)
蛋黄酱(1 汤匙,即 0.5 盎司)
坚果黄油(1 汤匙,即 0.5 盎司)
坚果(0.5 盎司)
橄榄(2 盎司)
油(1 汤匙,即 0.5 盎司)
沙拉调味汁(1 汤匙,即 0.5 盎司)
植物种子(0.5 盎司)
芝麻酱(1 汤匙,即 0.5 盎司)

请记住,健康的脂肪(如杏仁和牛油果)和不健康的脂肪(如大豆油或植物油)之间差异非常大,特别是在它们部分氢化的情况下。大多数瓶装沙拉酱和蛋黄酱中都会含有某些种类的植物油。[4] 如果你做菜时要用油,可以选择橄榄油、牛油果油或菜籽油。如果要在沙拉中加油,我建议使用亚麻油。亚麻油中含有丰富的 ω-3 脂肪酸,这是大多数人饮食中都极度缺乏的。但是亚麻油不可以加热,因为其烟点很低,加热会改变其分子性质。如果你想在食物中加黄油,只要每餐不超过 1 汤匙,也没有关系。也有很多很好的植物性黄油替代品。我最喜欢的是 Earth Balance 牌黄油酱。如果你要用瓶装沙拉酱,看看能不能找到用橄榄油调制的,而不是用大豆油或植物油调制的。瓶装沙拉酱最危险的地方在于它们几乎都含有糖或其他类型的甜味剂,但是如果糖在原料表上只排第四或更低,那就没关系。但显然,覆盆子酱或蜂蜜芥末酱不能用,因为其配料表的前三种成分中,肯定会有一种(或者两种)甜味剂。

不同种类的牧场沙拉酱不尽相同，有的可以用，有的配料表的前三种原料中包括糖。大多数蓝纹芝士酱都可以用，大多数红油醋汁也可以用，但不是所有的都可以，最好还是养成看食品配料表的习惯。

　　我也要承认，关于脂肪在健康饮食中的作用，当今一些聪明又德高望重的专家之间存在着巨大分歧。一部分专家大力提倡饮食中少加或不加脂肪。其他专家则认为，健康的脂肪是营养全面的饮食中必不可少的组成部分。[5] 我知道有些人对于脂肪的观点非常极端和强烈。也许将来我的观点可能会发生改变，但直到本书出版时，我还是不确定脂肪在健康饮食中的作用。老实说，我认为上述两种观点在研究文献中都没有确凿的证据。在帮助过上千人成功减肥之后，我的经验是，健康食谱的基本要素如下：完全戒掉糖和面粉，吃大量蔬菜，适量的脂肪、蛋白质和纤维，让每顿饭的血糖水平持平，那样胰岛素水平才能保持稳定，大脑也就可以恢复。如果上述每一点你都做到了，我想大脑对其他行为就会比较宽容了。再次强调，我建议你信任食谱，并按照我列出来的内容进行尝试。但是，如果你还是觉得脂肪不能碰，将其归入食谱对你来说站不住脚，那无论如何都要修改食谱，让它与你的价值观统一。同样地，如果你觉得早餐很有必要多吃些健康脂肪，那也可以加入脂肪，去掉一些别的食物。但是为此你要提前做好调整，随后保持每天的食谱都是一致的。一致性是关键。

调味品

调味品	
刺山柑（每餐 2 盎司）	芥末
肉桂粉	营养酵母（每餐 0.5 盎司）
香草	萨尔萨酱（每餐 2 盎司）
辣椒酱	盐和胡椒
柠檬汁	酱油
青柠汁	香料
大蒜番茄酱（每餐 2 盎司）	醋（包括黑醋）

明线饮食法关注的是明确的界线，而不是禁欲主义或剥夺主义。我认为食物必须是美味的，我们应该尽情享受每顿饭。在食物中加入调味品、香料、香草、盐和胡椒，便可以很简单地让其变得美味。只是在选择预制调味品时，要检查其配料表的前三种成分中有没有糖或面粉，而且使用时一定要注意。有些我认识的人，也包括我自己，就非常着迷于萨尔萨酱、营养酵母、肉桂粉、芥末和醋等。当我发现自己过分使用调味品时，就会停用一段时间特别钟爱的那样调味品。不过，总的来说，各种类型的调味品都是可以用的。不仅仅是可以用，可以说是非常棒！做沙拉时用营养酵母，黑豆里加上萨尔萨酱，燕麦米中放肉桂粉，西蓝花中放柠檬汁和酱油。太美味了。

关于盐呢，总的来说，钠离子和氯离子在细胞进程中起着重要作用，如大脑中的突触传递。当你不再采用标准美式饮食，放弃袋装食品，转而选择完整的、真正的食物时，钠摄入量就会急剧下降。若你的血压很高，那么这是一件好事。如果血压比较低，那么有时你可能会觉得头晕，但通常只要多喝水和多吃些盐就可以缓解头晕。虽然人们觉得多吃盐不好，但研究表明，盐摄入不足也会引起严重的健康问题。[6] 除非你有高血压，不然最好还是在明线饮食法食谱所列的食物中加盐再吃吧。也可以向医生咨询一下用盐问题。

饮料与酒

根据明线饮食法，哪些东西可以喝呢？先分享一下我平时喝的东西——水。参加派对或去餐馆时，我会喝带气泡的水，里面放了柠檬或青柠的那种。只要不含人工甜味剂，带有天然味道的气泡水都是可以喝的。我也会喝各种各样的花草茶。其中最喜欢的是薄荷茶、姜茶、甘草茶、路易波士茶以及印度奶茶。

我对咖啡、含咖啡因的茶和酒都不太感冒，它们都会破坏明线，只是破坏的方式各有不同。

咖啡和茶 如果你早上只喝一杯咖啡，并且在其中加入豆奶、米乳、杏仁奶或牛奶作为蛋白质，这样也可以。但如果在正餐之间喝咖啡或茶，一定要选黑咖啡和清茶。我之所以认为咖啡因不能在明线饮食法中出现，是因为它会刺激大脑产生大量多巴胺。咖啡因是会令人上瘾的东西。我们正在做的就是试图恢复你的多巴胺受体，并治愈大脑，所以任何让大脑接触大量多巴胺的事，都不是什么好事。这样会让你的渴望永远无法消失。所以，对于平时会喝大量咖啡或茶的人，我认为规定每天最多喝两杯是比较好的。慢慢地，试着一天只喝一杯。最理想的状态是戒掉。

酒 从分子角度讲，酒由糖和乙醇构成。乙醇就是让你醉的东西。喝醉了之后，你就会轻易做出一些平时根本不会做的蠢事或选择。一旦你喝了酒，就很有可能吃一些不在食谱中的东西。因此，明线饮食法的使用者不可以饮酒，因为：第一，其中含糖，会阻止大脑恢复正常；第二，会让你在食物选择上动摇；第三，会助长你大脑中破坏者的气焰。

我总是会看到有人试图在食谱中偶尔加一杯葡萄酒，结果整个计划实施的过程就慢慢脱离了轨道。我知道戒酒对某些人来说确实很难。如果你真的很犹豫要不要戒酒，就先尝试着停一段时间。这么做绝对值得。

明线及其使用时间

到 2012 年 2 月 29 日，我使用明线饮食法已有九个年头，那天我正在休息，我公公忽然把《救命饮食：中国健康调查报告》（*The China Study*）扔到我腿上。书的作者是 T. 柯林·坎贝尔（T.Colin Campbell）博士与临床医学博士托马斯·M. 坎贝尔（Thomas M. Campbell Ⅱ）。[7]一打开书，我就停不下来了。书中概述的肉类与乳制品的致癌作用非常触动我，结果那个周末，我基本一直在读这本书，或盯着墙发呆，思考书上的内容。正是从那天开始，我决定再也不吃肉和奶制品了。

多年之后，我还是没有使用针对肉和乳制品的明线。为什么呢？因为我不吃肉类与奶制品是为了保持最佳健康状态，而不是为了摆脱上瘾引起的着迷和强烈渴望。若你存在着迷和强烈渴望等问题（如吸烟、情不自禁地要给吸毒的前男（女）友发短信，或自残等行为），而且希望摆脱这种问题，那么你就需要规定明线帮助自己。如果你只是为了健康而不吃肉和乳制品，其实也没有证据证明完全忌口比"最好不吃"更为健康。我这么说是认真的。你如果能在 95% 的时间内都坚持同一个健康目标，其实得到的益处和百分之百地坚持是一样的。这也能从另一个方面解释，为何减重食谱中允许出现如热狗和意大利香肠这样的食物。然而，我没有把这类食物算作不含硝酸盐的有机食品（尽管我建议不要把它们看作有机食物）。[8] 如果在明线饮食法的适应阶段，你需要吃一些让自己觉得堕落的东西才能熬得住，那就吃吧。如我先前所说，后期可以慢慢地调整你的选择，选更加健康的食物。

举个例子。温迪·萨克斯（Wendy Sax）女士进入集中训练营时有 40 磅超重的顽固脂肪。她快被逼疯了，主要因为她还是素食主义者。从营养角度看，她认为自己的饮食毫无问题。但她就是摆脱不掉超重的那部分体重。根据明线饮食法，她发现自己每餐食物的量远远超过正常水平。她也吃糖和面粉，而且无时无刻都会找东西吃。解决了上述问题之后，很快她就变得快乐、苗条而自由了，不仅仅是因为她减去了超重的体重，更是因为摆脱了多年来困扰她的情绪波动问题。

明线饮食法能够完美地与你一贯坚持的，或开始使用饮食法时正好在使用的营养目标相结合。只不过明线饮食法能够彻底地解决体重问题，这是其他减肥方法都做不到的。

最后再说一点。我们建立起了一个常见问题解答库，内容涵盖一切，也就是说，从汤到坚果的各类食物都有涉及。木薯可以吃吗？椰片呢？芦荟汁呢？几乎你能想到的所有问题，这上面都已经有人问过了。但是很不幸，书里空间有限，不能将所有零零碎碎的答案都列出来。

你可以在我们移动客户端"明线饮食法每日伴侣"（Bright Line Eating Daily Company）上获取这些资源。我希望你能充分利用这一平台。你可访问 http://Book.BrightLineEating.com 进行了解。

案例分析：洛伊丝·博伊德（Lois Boyd）

最高体重：132 磅（约 60 千克）

目前体重：103 磅（约 46.7 千克）

身高：62.5 英寸（约 159 厘米）

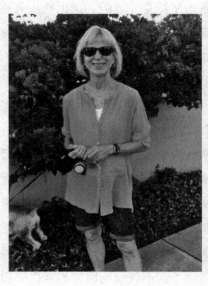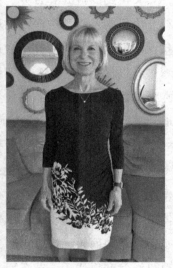

　　我一生中最大的秘密就是：我根本无法控制自己与食物的关系。当我快到青春期时，几乎已经离不开甜食了。

　　如许多家庭一样，在我的成长过程中，家里总是有很多糖果。即便家里有糖可吃，我也会偷偷想办法再多弄一些来吃。

　　19 世纪 60 年代中期，崔姬（Twiggy）[⊖]横空出世，成为一名时尚模特，于是瘦成了时尚。虽然我的体重处于正常水平，但还是觉得自己不

⊖ 英国模特、歌手、演员。"Twiggy"是绰号，因为其身材矮小、胸部扁平、四肢纤细，看上去就像是用小树枝拼出来的人。——译者注

够瘦，于是开始了第一次节食减肥。我依靠节食减到了 106 磅，我与食物之间不健康的关系就在那时拉开了帷幕。

我始终无法保持较低的体重，于是开始了非黑即白的生活，不是在严格地执行减肥法，就是完全偏离了任何一种方法。21 岁时我结了婚，22 岁和 25 岁时分别生了孩子。生完孩子后，我更回不到产前 115 磅的体重了。于是我开始吸烟，因为觉得吸烟可以让我保持苗条。直到女儿上幼儿园我才戒了烟，因为学校组织禁烟运动，孩子配合运动要求我别再吸烟。一戒烟我的体重马上涨到了 132 磅。于是我开始用减肥药、利尿剂和泻药来控制体重。我滥用这类药物，最多的时候每天会吃 40 片。由于暴食和滥用泻药，我脱水了，根本就睡不着，但那可怕的对食物的渴望又每时每刻都折磨着我。

2000 年，我很想跑一次马拉松，但是服用泻药的同时不能参加马拉松。我找了一位医生帮我戒掉了泻药，得以开始训练。后来我总算跑了一次马拉松，而且跑了我所在年龄组的第三名，于是跑步成了我的新爱好。

但由于饮食失调，我的健康状况不断恶化，所以不能再跑步了。2004 年，我被诊断为动脉粥样硬化。病情非常严重，我的心脏科医生希望对病情采取积极治疗。于是我开始服用几种他汀类药物，但是我发现自己忍受不了，⊖于是停用了。因为暴饮暴食，我的颈动脉堵塞越来越严重，我非常急切地想找到解决方法。

那时候，我的体重还是正常的，跟现在一样，但我就是跳不出一面暴食、一面节制的怪圈。其实一直以来，大多数时候我的身材都比较正常，从我"减肥前"的照片也可以看出来。体重对我来说不是问题，疯狂的暴食行为才是问题。

2010 年，我使用了乔尔·富尔曼（Joel Fuhrman）博士的方法，因此成了一名素食主义者。这个方法很棒，但是我做不到长期坚持。只要碰到一点儿"健康"的糖，如干果，就能让我暴饮暴食一顿。暴食的后

⊖ 他汀类药物会引起消化系统反应（如恶心、便秘、腹泻），以及头昏、皮疹等副作用。——译者注

果非常严重，第二天我通常会卧床不起，而后差不多需要四天才能恢复正常。我感觉自己完全失控，身体严重受损。健康状况也越来越差。除了动脉粥样硬化，我还出现了椎管狭窄、自身免疫性疾病、骨质疏松和胃肠道问题。

好在 2014 年 10 月，我知道了明线饮食法，生活自此发生了翻天覆地的变化。

使用明线饮食法之前，我的胆固醇是 193mg/dl。虽然不算可怕，但我的心脏病已经非常严重，医生希望我能把胆固醇降到 150mg/dl 以下。刚开始明线饮食法时，我很难保持自己的体重，因为我的胃已经饱受折磨，无法很好地处理蔬菜中的粗纤维。因为有心脏病和高胆固醇，我也不太敢吃脂肪。苏珊鼓励我在食谱中加入一些坚果，帮助稳定体重。虽然我很害怕，却信任她。我勉强同意了。慢慢地，胃的问题好了，几个月之后，我的胆固醇降到了 131mg/dl。

我的心脏病医生当时非常激动，时至今日还是很兴奋。过去 11 年，他每 4 个月为我检查一次，如今一年只需要检查 2 次。

目前，我各个方面的健康状况都有提升。我花了 9 个月才恢复了精力，而现在，我觉得自己简直跟换了个人似的。我的胃病好得差不多了，也能睡好觉了。最重要的是，我不再暴饮暴食。从前任何方法都治不了我的暴食，直到我戒掉了糖和面粉。我有 103 磅，而且坚持吃素食那会儿，表面上看是健康的典范，但只要一个人待着的时候，我就会暴食。我知道自己活在谎言之中，就像个骗子。

多亏了明线饮食法，我才终于活成了一个真正的人。我正在以自己从未想象过的方式生活——比如为本书写下我的故事。对我来说，这是迈出的一大步。在使用明线饮食法之前，我从未向任何人说起过我的秘密：我和食物的故事。因为我觉得很尴尬，也很羞愧。但我希望所有受食物折磨的人都能知道明线饮食法有用，即使他们身材正常。这个方法真的让人非常惊讶。我的幸福指数飙升。我终于自由了。

第9章

第一天：开始行动

　　欢迎来到本书的这一部分，本部分将开启你的瘦身行动！如果到目前为止的一字一句你都已阅读，那么你就已经掌握了足够的信息来理解大脑如何阻碍你减重，以及我的饮食法将如何改变这种情况。就是现在，一步一步采取行动，踏上你的明线饮食法之旅吧，这样你的大脑才能恢复正常。本章中，我会一步步向你介绍开始使用明线饮食法的第一天之前要做的每一件事。本章末附有清单，可供你用于确认自己准备的进度。

　　注：如果你比较爱用电子设备，尽可以在"明线饮食法每日伴侣"平台上完成上述工作。我们建立的技术平台，将会在明线饮食法之旅中给予你充分的支持，下载地址为 http://Book.BrightLineEating.com。

看医生

　　"看医生"是很多人想跳过的一步，因为急着开始使用饮食法，这也可以理解。但我强烈建议不要跳过这步。首先，如果你目前正在接受治疗并且用药的话，在大幅调整饮食之前，很有必要得到医生的支持，并让其参与食谱的改变。在很多情况下，减肥者的用药常常需要依据饮食计划做出迅速调整。在很多案例中，减肥者甚至不需要继续用药，因为明线饮食法能够解决许多健康问题，这类问题也多由对糖和面粉的上瘾引起。从我们集中训练营的营员身上可以看到，很多人身体各部位的问题都有好转。炎症减弱；健康肠道菌群不断繁殖；就餐时间中间出现空腹期，对全身器官的昼夜节律都有好处；胰岛素和血糖系统平衡；心血管损伤也会有所恢复。这并不是一种承诺，而是基于多年经验做出的预测。所以你应当询问医生对于开始使用明线饮食法的看法，并得到其指导。可能你需要制订一个行动计划，定好复诊的频率，以便调整用药。

其次，如果你想做一次全面的血液检查，我建议你买一个胆固醇测定试剂盒，测一下血红蛋白、甘油三酯、血压、空腹血糖、基础胰岛素水平、全血细胞计数测试，以及任何你和医生希望知晓的数据。如果你近期已经做过血液检查了，当然可以跳过这个步骤。但是我强烈建议在开始使用明线饮食法前有一个好的参照，因为你将面临翻天覆地的改变，而且一切都会来得很快，因此再也不会有机会了解刚开始使用明线饮食法时，你的身体是何状况。

拍下"减肥前"的照片

如果你有多余的体重要减，那么应该先拍一些"减肥前"的照片，记录目前的体重。有些人拍照片的时候满怀渴望与愉悦，其他人则认为我的建议就像让他们不用麻醉剂做根管治疗[⊖]一样。但在这件事上，请相信我。不拍"减肥前"的照片就开始明线饮食法，就像把孩子养大却没拍婴儿照一样。你就再也看不到最初的样子了。这些照片总会有用的。因为减肥了就没有人相信你曾胖过，而且你也没有证据反驳。我这么说是因为自己有过经验。在我最重的时候，从不允许别人给我拍照。因此我最好的一张"减肥前"的照片并不是我最胖的时候拍的，照片可以在我的网站上查看（http://Book.BrightLineEating.com）。而且照片

⊖　口腔根管治疗若不用麻醉剂，疼痛感会非常强烈。——译者注

里的我在笑。如果能有一张我最胖时候的照片，记录肚子最大、肥肉最多、内心的痛苦全都写在脸上的样子，我真的谢天谢地。在使用明线饮食法的过程中，我的衣服尺码是 24 号（相当于 XXXL 码）。但是在这张"减肥前"照片中，我已经穿 14 码（相当于 XXL 码）了。拜托，千万不要跟我犯一样的错误。

另一种方法，开始前拍一些视频，然后继续记录使用明线饮食法过程中的重要瞬间。开始这次冒险时，你长什么样？你的冰箱又是什么样的？衣柜呢？你的感觉如何？或者你也可以用自己独特的方式创造性地记录开始时的样子。不用很华丽也无须很烦琐，如今所有移动设备拍的视频都挺好。

清理厨房

把不在食谱上的东西都捐掉、送人或者扔掉。检查冰箱门上的沙拉调料、酱汁和调味品，把所有原料表前三位中含糖或其他甜味剂的东西都清理掉。

当然，如果你一个人住，这一步很容易。但如果你和别人一起住，那就尽可能多地清理，只留下家人或室友想吃的东西。根据实际情况，考虑要不要专门空出冰箱的一层或厨房的一个柜子，专门存放你的食物。或者从其他人的食物入手，专门找一个低点或者高点的架子放其他人的食物。也许你也可以询问可否把他们的零食或糖果都集中起来放在一个抽屉或柜子里，这样你就看不见了。不管你选哪种方法，安排好空间，把食物诱惑的可能降到最低。

购物清单

我不是一个大人物，所以不需要最新潮或最棒的器具，而且我讨厌杂乱的东西。不过，我倒是学到了一些东西，可以帮助你成功走完这趟旅程。把这次旅程想象成攀登世界最高峰：装备是否适合将决定着你会成功登顶还是坐在半山腰上的帐篷中。下面的清单为你列出了需要购买的物品类别，若你想了解具体物品最好用的最新推荐，请访问 http://Book.BrightLineEating.com。

1. **电子食品秤**。用不着买带卡路里计算器、营养信息或打印机的那种精致的电子秤，有个普通的老式食品秤就可以了。但必须是电子秤。因为判断指针是否对准了线这样模糊的事情不是你想要的，你肯定也不想一直想着测量杯里可以塞多少生菜。很多地方都能买到电子食品秤，比如塔吉特、沃尔玛、Bed Bath & Beyond 家具用品店等，也可以上网买。电子秤需要有以下特点：显示屏可抽拉，可以让你在大容器或大盘子上称量食物（这点很有用），可以保持两分钟亮屏的那种。这样你就可以切好拌沙拉的蔬菜，一点一点加到秤上，不必因为秤自动关机了而重新称重。坦白地说，一台好的电子食品秤和一台不太好的电子食品秤差别真的很大。请相信我。我有款一直以来最爱用的电子秤，也好几年都在推荐它，但是将来如果有更好的秤上市，我会发布在网站上。了解我的最新推荐，请访问 http://Book.BrightLineEating.com。

2. **便携式食品容器**。比较轻的半一次性塑料容器就不错，一般为三个或五个一包。这类容器经过改良设计，可以在微波炉、洗碗机或冷冻室中使用。重点是，这类容器在微波炉中使用也不会产生有毒物质，但如果你仍然觉得用塑料容器在微波炉中加热食物不太好的话，可以买普通玻璃或 Pyrex 牌的玻璃容器，但把它们放在便当包里就会比较重。如果你想让食物一直是热的或者冷的，也可以考虑买保温的便当包。

小贴士：如果要找盛放拌沙拉的油和醋的容器，就在网上搜索"无菌标本杯"。是的，就是放在医生办公室里的那种。它们的尺寸刚刚好，而且滴水不漏！

3. **食物日记**。买一个特别的小本子来记录你吃的东西，或者更好的选择是下载明线饮食法每日伴侣，并用它来规划每天该吃什么。如果整个过程中你都会记日记，就把它放在厨房的冰箱旁边，再放一支笔。

4. 感恩日记。把感恩日记放在床头，睡前写。还是一样，我建议你买一个自己看着赏心悦目的本子，这样会让你有写下去的动力。明线饮食法每日伴侣平台上也有感恩日记模块，它会一直引导你参与具体的日常感恩活动，研究证明，这样的活动非常有益，不仅对你的心情有好处，更是对你的健康、人际关系和整体生活质量都有好处。如果你喜欢用电子版的，有明线饮食法每日伴侣就够了。

5. 五年日记。2010 年，我开始每晚都写五年日记（没错，除感恩日记外的又一本日记），直到今天我一天都没有漏写。我爱上了记五年日记。具体做法如下：一年中的每一天占一页，每页上有五个部分。每个小部分有几行线，让你概括自己的一天。写完 365 天后，再从第一页开始。这样的话，你就可以看到一年前同一天自己写的东西了。再循环往复。看这本日记简直就是一种冲击。要开始明线饮食法这样一段重要的旅程，五年日记可算是完美的工具。但是如今要找到一本好的五年日记本非常困难，请在 http://Book.BrightLineEating.com 上查看我最喜欢用的五年日记本。

6. 浴室体重秤。要确保自己有一台很好用的浴室电子体重秤。如今，带指针和数字弧的秤已经不好用了。扔掉传统的秤吧，买一台浴室电子体重秤。最好称量单位是 0.5 磅或更小的。

社会支持

研究表明，减肥过程中有朋友或社会支持，成功率会比较高，[1] 所以找些朋友跟你一起减肥吧。你肯定希望身边都是支持你的人。让他们读本书的第一部分，并且亲自做一下食物自由测验，聊一聊他们大脑运作的方式与你的有何不同，这将是最有帮助的。要是能找一些想和你一起踏上明线饮食法之旅的朋友就更好了。但如果找不到人，也不用担心，因为在明线饮食法在线支持社区中，会有一个不断壮大的群体陪伴着你，请访问 http://Book.BrightLineEating.com。

选一天当作第一天

在完成了初步工作之后，是时候选择什么时候开始第一天了。你需要考虑几点因素，选日子就是权衡。从某种意义上说，根本就没有适当的日子，因为总是会有一些事出现在你的日程中，而且通常都是"吃东西的时刻"，比如婚礼、迎婴派对⊖或感恩节。如果你想一直保持快乐、苗条而自由，就需要一套在假期、旅行和特殊时期都可以用的计划。我就总需要旅行，但一直设法遵守明线饮食法。我也会庆祝生日，参加派对。我身体力行，也帮助已经踏上明线饮食法之旅的上千位肥胖者成功减肥。但我们并不是隐居山岭的人。这套方法的优点就在于，它为你提供了明确的规则，让你遵守，并且会在你坚持规则的过程中给予支持。

所以，你一定不要因为某个特殊事件即将到来，觉得自己熬不过去而一拖再拖了。请注意，我的第一个集中训练营是在 10 月下旬开始的，所以营员首先要面对的是万圣节，紧接着是感恩节。但集中训练营非常成功。也就是说，只要你愿意挤出空间来做这件事，并且能够专注地做就行了。不过，如果你想把生活中的一些事情做完再开始，我也完全理解。

最后的准备

如果你已经知会过医生，拍完了"减肥前"的照片和视频，把电子食品秤摆在料理台上准备工作，下载了明线饮食法每日伴侣，也已经召集好社会支持的力量，那么是时候去杂货店购物了，买好头几天需要的食物。带着这本书，食谱中每个种类的食物都要买够，这样你才够吃。

⊖ Baby shower，美国派对的一种，通常在孩子出生前的两个月内举行。——译者注

消耗的蔬菜可能比你想象的要多，所以要买大分量的。也可以买一些速冻蔬菜和罐装水果备用，但是要买用果汁而不是糖浆浸的。

待办清单

1. 身体检查
2. "减肥前"的照片
3. 清理厨房的柜子
4. 购物清单
（1）电子食品秤
（2）便携式食品容器
（3）食物日记（或下载每日伴侣）
（4）感恩日记（或下载每日伴侣）
（5）五年日记（或下载每日伴侣）
（6）浴室电子体重秤
（7）食物
5. 社会支持
6. 选好第一天

第一天：成功的一天长什么样

在许多宗教中，如犹太教和巴哈伊信仰，新的一天不是从午夜开始，而是从日落开始。明线饮食法也持有同样的观点。第一天成功与否，很大程度上取决于前一天晚上的准备工作做得如何。以下是供你参考的迷你清单：

1. 翻看冰箱，决定明天吃什么。
2. 拿起放在冰箱旁边的日记，在第一页最上方写下"第一天"。
3. 再写上明天的日期。
4. 记好明天准备吃哪些东西。

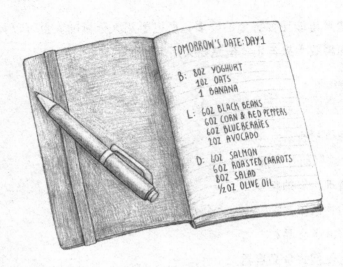

晚上睡个好觉。你将飞速进入四维空间。

第一天的早晨，你要记录下自己的初始体重。记住，每天早上第一件事就是称体重，上完厕所就称，脱光了称。

多久称一次体重

关于称体重的频率，有三种选择。看个人喜好，选哪种都可以，没有正确答案。我列出了每种选择的优缺点，看看哪种最适合你。

每月一称　很多用明线饮食法减掉了多余体重并保持多年不反弹的人强烈建议，在减重阶段一个月只称一次，离目标体重还剩10磅时改为每周称一次，从那以后保持每周称一次即可。每月只称重一次的好处是，你能尽早摆脱脑海中不停想着自己体重的局面，获得自由。这也可以让你不会因为减重过程中体重的上升或波动而感到气馁。有句话说得好："如果专注于坚持明线，你就能甩掉体重。如果只关注体重，你就会丢掉明线。"最重要的是，一个月称一次体重，你就不会让电子秤来决定一整天的心情。如果选择了这种方法，我建议你在第1天称完体重之后，把体重秤收起来，比如放在壁橱里，然后在日历上标出下个月称体重的日子。但这种方法的缺点是无法得知自己短期内的减重情况。

　　每天称重　第二种选择是每天都称体重。据美国国家体重控制登记处统计，成功减重并保持不反弹的人群使用的最多的就是这种方法。[2]也有可靠的研究证明，每日称重确实有效。如果你能不在情绪上想体重，坚持食谱，那么不管每天早上体重显示多少，每天称重这个选择对你来说还是有用的。不过你一定要做好心理准备，因为难免要面对体重的波动。体重上下波动与前一晚上的睡眠时长、排泄情况和身体的含水量，以及绝经前女性的常规性激素活力都有关系，只是你很难察觉罢了。[3]如果你选择每天称重，我强烈建议你采取一种能让自己安心的策略，就是把体重绘制成图表。研究表明，体重趋势图的视觉效果能够有力地帮助你坚持下去。图表也可以让你看到斜线的趋势是下降的，尽管过程有些起伏。[4]我们的明线饮食法每日伴侣就可以为你生成曲线图。

　　即便如此，每天称重还是很可能会让你感到烦躁，反而事与愿违。如果你知道自己对体重很在乎，看到体重增加一点点都会毁了一整天的心情，那么就不要选择每天称重。我们所希望的是减少你对体重的关注，而不是变得更为关注。在这种情况下，最好还是选择每周一称。

　　每周一称　第三种选择是将上述两种选择折中。把上述两种选择的好处结合起来——如果你非常在意体重，这种选择让你既可以与可能破坏你心情的每日体重波动保持一定距离，又能够让你看到体重下降，感受到自己取得的进展。如果你选择了这种称重方式，选定一周中的一天称体重，并坚持下去。明线饮食法每日伴侣也可以把每周的体重变化绘制成图表，帮助你跟踪体重。

第一天还需要做什么

　　请你再想一遍第一天的计划，考虑一下需不需要打包某顿饭带着。谨慎点儿总不会有错——即使在外吃饭的可能性很小，也最好带上吃的。比如说，上午你要见一个朋友，一起散散步，虽然中午的时候应该能回家，但你最好还是像童子军⊖那样"时刻准备着"。把午餐打包。带上餐巾，如果需要的话，带上刀切水果，还需要盐和胡椒，加一大瓶水。

第一天，你的注意力将集中在享用前一天规划好的三顿饭上——坚持两餐之间不吃任何东西。食物称量要精确。6 盎司蔬菜就是指 6 盎司，不是 6.1 盎司，也不是 5.9 盎司。如果这意味着你必须把一颗绿豆掐成两半，拿出去一半，那就这么做。记住"BLT"原则——做饭的时候不要咬、舔和尝。应当等坐在桌子前，做了几下深呼吸之后，才吃第一口食物。想想，遵守对自己许下的承诺，只吃自己计划好的东西，是件多么美好的事情。之所以需要这么精确，是为了帮你学会对自己坦诚。如果你已经好几年甚至几十年都因为食物而背叛自己，也没有必要在下厨前的最后一刻把鸡肉换成新鲜鱼肉。鱼可以明天吃。没关系的。

一次只计划一天

从哲学意义上讲，你永远无法精确地决定将来的某一天自己会做什么。你永远不知道接下来的一年内自己会不会吃蛋糕。你只能决定现在要不要吃蛋糕。问题不在于是不是今后"都需要"你做决定。你可能想知道自己今后会不会再吃一次巧克力或比萨，会不会在孙女的婚礼上吃蛋糕，或者会不会在新年前夜喝杯香槟。如果今天不是新年夜，也不是你孙女的婚礼，你现在就不必做出选择。你现在必须选择的是今天要吃的和要喝的东西。

在我 20 岁那年第一次从食物上瘾中清醒过来的时候，在十二步骤治疗法聚会上遇到一个急脾气的老头，他说："我是吉米，是个酒鬼。我已经不喝酒 35 年了。我今天不打算去喝一杯。很有可能明天会喝，但我今天就是不喝。"当时我想："为什么他要给自己念咒语？"

当时我不懂得"切莫依赖明天"这个道理。

所以现在有人问我："你还会吃甜点吗？你打算坚持不吃甜点多久？"

⊖ 美国民间组织童子军，其口号为"时刻准备着"。——译者注

我只会回答："我今天没有吃，而且效果很好。我的感觉也很好。所以我今天会坚持不吃甜点。至于过了今天的以后，我也说不准。"

"今天"的情况通常会令人非常欣慰。也不总是这样，但通常如此。此时此地，我们还是安全的，还很好。我总是会忽然记起来，下一顿饭吃什么？我能想象到自己吃下一顿饭的情景？我今天能否按照自己的计划吃东西？然后我就觉得很好。我不必今天做出关于今后永远不吃某种东西的决定。

实际上，我从来不必下那样的决心。因为我每次只会计划一天的食谱。

案例分析：朱莉娅·卡萝尔（Julia Carol）

最高体重：204 磅（约 92.5 千克）

目前体重：122 磅（约 55.3 千克）

身高：62.5 英寸（约 158.8 厘米）

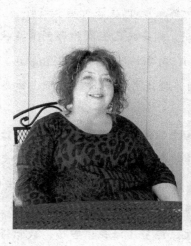 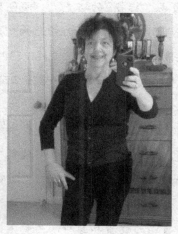

虽然我十几岁之前都没有超重，但我记得自己从小就非常热衷于找糖果吃。我甚至会和自己不那么喜欢的孩子一起玩，因为他们的妈妈在家里放了一大碗糖果。十几岁时，我和朋友们一起吃了大量垃圾食品：糖果、苏打水和所有我们弄得到的油炸食品和汉堡。我的体重涨了很多，因此我踏上了减肥之旅。

我尝试过 SlimFast 牌代餐粉、节食、珍妮·克雷格减肥中心、西柚减肥法，所有方法失败之后，我一次又一次地去慧俪轻体减肥机构。有时候，我能减下去 10 磅，顶多 20 磅……结果我发现自己的意志力如此薄弱，最后一定会崩溃，于是减下去的体重都会长回去，甚至再长 5 磅或 10 磅。

20 世纪 80 年代，我发现了"听从内心，开始变瘦"（Living Thin Within）瘦身法，开始相信节制和倾听身体才是减肥之道。但是我好像做不到这个方法里要求的"不饿就不吃东西"这一点。我每时每刻都很饿。

我去慧俪轻体减肥机构和健身房的次数根本已经数不清了，而且每次我都发誓这次一定要达到目标体重。但是这些年来，尽管我的饮食越来越健康，我不再吃快餐和大多数加工食品，吃的蔬菜越来越多，吃的糖和面粉制品的质量也越来越好（比如优质有机冰激凌和很贵的贴有"公平贸易"标签⊖的巧克力、面包和糕点），但我还是越来越胖。

52 岁时，我被诊断为糖尿病前期。我早就已经有脚部刺痛症状，所有的关节僵硬，有高血压（160/132）、超高的胆固醇（332mg/dl ⊜），且 HDL/LDL 比值不正常、高甘油三酯、睡眠呼吸暂停、失眠、胰岛素抵抗和代谢综合征。

我感到很羞愧。我可以改变生活中的很多事情，甚至可以在改变美国联邦、州和地方一级的吸烟政策中发挥作用，能够帮助客户改变他们的生活和人际关系……然而，在改变自己的身材方面，我却非常失败。

在看到苏珊·皮尔斯·汤普森博士讲述食品自由的视频之前，我一直因为自己的健康和身材而感觉羞愧、绝望、沮丧、害怕，我觉得自己很老，因此很郁闷。瘦素抵抗和多巴胺受体的说法对我来说非常有用。而且我发现自己的易受影响度得分为 10，这也为我解答了很多疑问。开

⊖　公平贸易是一种关于全球劳工、环保及社会政策的公平性标准，符合标准的商品会
　　贴上"公平贸易"的标签，用来让消费者辩识。——译者注

⊜　总胆固醇量度在 200mg/dl 以下为正常水平。——译者注

始时我就下定决心，坚定地坚持明线饮食法，脑海中有个声音告诉我，这次要遵守规则，因为之前的方法都没用。

最开始的几个星期，我就像一头出现在汽车大灯面前的鹿。走进杂货店时，虽然我以前认为自己都会买健康的食材，但突然不知道该买什么、该往哪儿走。我很紧张，也很害怕。开始时，我确实对食物有渴望，尤其是晚上，但我会一直看"集中训练营"模块中的视频分散自己的注意力。每晚睡前，我都会根据规则写下我的食谱；我参加了一个兴趣组，于是很快就有了一个伙伴和一个智囊团。我每次都会接听指导电话。总之，我乖乖地向明线饮食法低头，要知道，我以前从未对任何事情低头。

我的体重开始下降，大约 6 周后，我的健康也有了很大改善。我的血压下降了很多。空腹血糖也降至正常。我有精力了，整夜都能睡着。

以下是我的实验室检验结果，分别是我开始使用明线饮食法 6 个月之前和使用了 14 个月之后（即达到目标体重并保持了几周之后）的数值。

开始使用明线饮食法 6 个月之前	使用明线饮食法 14 个月之后
总胆固醇：323mg/dl	总胆固醇：155mg/dl
甘油三酯：299mg/dl	甘油三酯：85mg/dl
低密度脂蛋白：227mg/dl	低密度脂蛋白：99mg/dl
高密度脂蛋白：36mg/dl	高密度脂蛋白：39mg/dl
空腹血糖：103mg/dl	空腹血糖：85mg/dl
血压：160/132	血压：96/64
体重：199 磅	体重：122 磅

我至今记得重新减回结婚时体重那种高兴的感觉，比我驾照上填的体重还要轻，比我的丈夫和我使用任何减肥法时还要轻。现在，我依然保持在目标体重上。自我成人以来，从来没有这么瘦过。

　　现在，我喜欢躺在床上的时候感受自己的肋骨和髋骨。我喜欢试新衣服。有时候，我甚至需要逛童装部，因为我现在的身材太小了。我可以舒服地坐进飞机座椅，不再打呼噜，感觉自己年轻了 30 岁。但我不会骄傲，因为我知道自己虽然看起来很瘦，可仍在恢复中。我知道自己是谁，也了解自己。我会避免接触不必要的食物信号，并且紧紧跟着明线饮食法这艘"母舰"行动。现在，我感受到了真正的快乐、苗条而自由。我非常希望别人也能知道这个方法，并且取得成功，我知道他们一定能做到。过去我做梦也没想到，自己会成为一个可以帮助别人追求成功的瘦子。我会永远心存感激。

帮助饮食计划生效的工具

如果光靠好的食谱就能成功减肥，并且长期保持不反弹，那么大家早就瘦下来了。成功的秘诀不是食谱。人们总是不相信，但秘诀真的不是食谱，千真万确。真正让上千位使用明线饮食法的减肥者瘦下来的，是一套全面的体系，为我们建立起的生活方式，从而能够让我们坚持食谱好几个月，甚至好几年。在每个岔道口上，这个体系都会给予我们支持。它让我们保持在正轨上。再重申一遍，明线饮食法的重点是养成自发行为，且让大脑中会唤醒破坏者的那些部分不要活跃起来，让你不费力气就能自动选择可以帮助你减肥且不会反弹的食物。到最后，你甚至不会注意到自己在刻意选择食物。那时，这一切就会成为习惯。

日常的仪式

接下来，我会分析日常仪式的作用，它能帮你强化明线指导下的生活。如果你很容易受精制食品的诱惑，可能已经经历过失控的感觉，很长一段时间都无法控制自己该吃哪些食物，那么我提到的这些仪式能和食谱相辅相成，会帮你摆脱上述情况。日常仪式有助于治愈你的大脑，

让你重新找回控制力，助你取得成功。我强烈建议你把这些增援工具用
起来。它们会在你的减肥成功之路上起到不可或缺的作用。

晨间例事

　　我建议你在早晨必做的事情中加入三项仪式。加入这些仪式之后，
你可能需要稍微早一点儿起床。第一项是整理床铺。我在集中训练营中
提出这个建议时，很多人认为这不过是理所应当的事情，但是对很多人
来说，整理床铺可以让人清醒过来。我不知道这与许多选择明线饮食法
的人多年以来食用糖留下的后遗症有没有关系，但出于某些原因，我们
这群人需要被人提醒，开始整理床铺。这样做，意味着你将以积极的态
度开始一天的生活。整理床铺是对自己和家人的一种尊重，你的大脑也
会立刻收到信号："我是个能够完成任务的人。继续加油吧！"

励志阅读

　　很多很多年以来，我每天早上都会花一小会儿时间进行励志阅读。
每天清醒之后，我会告诉自己安静地坐好，开始读那一日的冥想书，然
后开始读书。在这以前的日子里，我每天早晨必做的事情是一边吸烟，
一边喝一大杯多奶多糖的咖啡，与一种力量$^\ominus$相伴而坐，心平气和地读
当天所读书中的要点。那已经是很久以前的事了，但我如今依然坚持着
那时最基本的习惯，只是不再喝咖啡和吸烟。

　　在此，我必须说清楚，明线饮食法遵循不可知论。它并不是无神
论，只是与不可知论契合。因此，你可以自己选择在明线饮食方法中添
加多少与精神相关的因素。我对自己所做的事情保持开放的心态，但也
能理解他人，我不会要求任何使用明线饮食法的人必须信某种精神或某

　　$\ominus$　英文 Higher Power，是十二步骤治疗法中，一个小组内的成员全部承认的一种力量，
　　　如自然、意识、生存自由、上帝、科学或佛陀。——译者注

个宗教，或与之相关的事。这完全由你自己选择。不过，我会为你分享科学依据，告诉你祈祷和冥想可以恢复意志力。[1]这是事实。

在明线饮食法网站（http://Book.BrightLineEating.com）上，你能看到我推荐的日常读物的名单。不过你也可以选择任何种类积极的、振奋人心的日常冥想书籍。你如果有宗教信仰，信仰告诉你每天早晚需要阅读圣典，这也很棒。我鼓励你尝试在早晨那段时间加入与明线饮食法之旅有关的冥想读物。比如本书中提到的食物成瘾的观点，你可以考虑针对这一主题找一本日常读物。如果你喜欢诗歌，可以考虑读鲁米（Rumi）写的日常冥想读物，因为他位居世界上最杰出的史诗诗人之列。基本上，作品只要能让你带着积极的想法开始新的一天，便都可以读。

冥 想

冥想非常有用。研究表明，冥想能够减缓灰质萎缩，保持大脑年轻；[2]减少大脑处于默认模式神经网络（default-mode network）时的活动，从而提高幸福感，减少注意力分散的情况；[3]减轻抑郁、焦虑与痛苦；[4]帮助集中注意力；[5]有助于减轻上瘾行为。[6]

关于冥想的巨大好处，你可能听说过。然而，如果真的要开始规律的冥想练习，可能会让你望而却步。反正我之前是那么想的。过了一年又一年，我内心深处渴望着开始冥想，但总是拖着不开始，结果一拖再拖，直到一位导师告诉了我一种看待冥想的新方式，让它变得不那么可怕。她对我说，冥想的关键是静静地坐着。她说："不管你是盘着腿坐，还是坐在椅子里或沙发上，又或是倒立，只要什么都不做就可以。不动，不进行任何活动，不分心，什么都不要做。静静地待30分钟就可以。"

终于，我愿意开始冥想了。她让我定好计时器坐那儿就可以，我照做了。这么多年来，我所谓的冥想就是静静待着。那30分钟里，我并不需要刻意努力控制自己的行为，只需要让自己待着不动就行了。

留出这段时间，立刻给我带来了好处，让我感到自己的身体非常舒适。不管我是感到很糟糕、不舒服、生气，还是觉得非常饥饿，或是脑子里想到了什么食物、很渴望吃什么或痴迷于某样食物，冥想都能让我保持心平气和。就算脑子里有这些想法，我也可以坐在那里，随它们去。2003 年刚开始冥想时，这对我来说是最困难的部分。

　　静静坐着的好处，就是能让你在对环境带来的刺激做出反应之前，稍稍停顿一下。最理想的就是能好好停顿一段时间。在停顿的时候，你可以选择自己的反应，而不是直接做出反应。相信我，这会改变你的生命。

　　让我们说说姿势问题。就我个人而言，我的身体不够灵活，做不出盘腿坐在莲花座上冥想的动作。因为我患有慢性背部疾病，盘腿坐上几分钟，后背上半部分就会疼，所以这么多年来我都是坐在椅子上。但生完双胞胎之后，我发现如果完全靠在椅子上，我就会睡着。不过我还是要夸夸自己，因为我每天坚持冥想，尽管每天早上都会在椅子上睡着。我知道自己冥想时会睡着，会把那段时间算进晚上的睡眠时长中："我算算，晚上 10:00 关灯，闹钟定在早上 5:00，那晚上就可以睡 7 个小时，但早上冥想的时候还可以睡 30 分钟，那就是 7.5 个小时。"我试着用不一样的椅子以及不同的方法调整我的姿势，但不管怎么变，早上冥想的时候我还是会睡着。

　　直到我弄到了一个凳子，才解决了问题。

　　我太爱冥想凳了！凳子是倾斜的，垫着软垫，跟地面离得很近，你跪在地板上的时候，它能支撑你的体重。用了它之后，我的背部感觉很舒服，因为骨盆倾斜的角度正好，所以脊椎和坐骨形成的曲度正好。我的冥想凳的凳脚可以折叠，所以旅行时也能带着。我旅行的时候会带着它。这个凳子让冥想变得完全不同。有了它之后，我很多年都没在晨间冥想的时候睡着了。

　　至于呼吸，冥想的时候我一般不会强迫自己进行太多的呼吸练习，但我也能接受呼吸练习，你可以去寻找适合自己的冥想应用程序、音乐、呼吸练习或祷告文。如果你是一个新手，也可以在网上找到很多很棒的资源。访问 http://Book.BrightLineEating.com，我列出了一些冥想方式，明线使用者群体认为这些方法简单又好用。冥想的方式可以有无数种，对我而言，条条大路都能通罗马。如果读完这部分之后，对于开始冥想，你还是觉得非常焦虑，那么请务必上我们的网站看看，选择一种容易上手的冥想训练计划。网站上有非常轻松的入门方法，你试过一定不会后悔。

你也不必一开始就冥想 30 分钟那么久。如果坚持不了 30 分钟，就从你能够坚持的时间长度开始，就算只有 2 分钟也可以，之后再一点点往上加。如果你明天早上冥想 2 分钟，以后每天加 1 分钟，1 个月就能到 30 分钟了。而且也不一定非要以 30 分钟为目标。研究表明，就算只冥想 10 ~ 15 分钟，只要每天坚持，也能带来很大的益处。[7]

我也承认，大家早上都很忙，挤不出多余的几分钟。进行晨间冥想的关键，是要把闹钟往早了定。不过好消息是，明线饮食法能让你更容易早起，因为你吃过晚饭就不再往身体里塞别的吃的了。你会自然而然比现在睡得早，醒来的时候也会比从前清醒得多。在这种全新的情况之下，早上留出几分钟来冥想远比你想象的要简单。

而且你也知道，我不是明线饮食法警察。不会去敲你家的门，对你说："嘿，你有没有在冥想啊？"这是你自己的旅程，但是冥想能为你坚持明线饮食法带来很大好处，因为这对你来说是一种方法，让你在飞奔到有食物的地方寻找安慰之前，能控制一下自己的情绪和想法，能让你停下来休息一下。

对自己要吃的食物做出承诺

上一章提到，你很有必要在前一天晚上仔细写下第二天计划要吃的东西，之后完全遵照计划吃东西。现在，我们要在此基础上更进一步。我鼓励大家对自己接下来一天要吃的东西做出承诺。这和仅仅在纸上写还不太一样。把食物写进日记表明了你的决定，承诺则能帮你忠于自己的决定。

　　对自己将要吃的食物做出承诺也是明线饮食法中的一个重要组成部分，能帮助你减轻意志力承受的压力。许多研究都已证实，口头向某个人或当众为某个你计划实施的行动做出承诺，能大大增强意志力，提高成功的可能性。[8]这种方式真的有用，养成这样的习惯也很有价值。

　　你可以在前一天晚上一写下第二天要吃的东西时就做出承诺，也可以在第二天早晨趁新的一天开启之际做出承诺。不管选择什么时间，都要坚持在每天的同一时间进行。因为我们这是在养成习惯，以减轻意志力的负担。

　　接着，我们来谈一谈做出承诺有哪些方法。

　　第一种选择是在明线饮食法在线支持社区进行。你可以在此找到志同道合的人一起进行明线饮食之旅。在在线支持社区中进行承诺的一大好处是，记录永远不会消失。它不会漏接你的电话，也不会中途退出。它永远都在。所以你可以一直信赖它，把它当成你保证遵守食谱的平台。从这一点来看，这个选择非常不错。请访问 http://Book.BrightLineEating.com。

　　第二种方法是现场承诺。找个人，把你的承诺说出来。这种方法的好处是，你知道有个人见证了你的承诺，因此要对这个人负责。这是一种很有力的契约关系。

　　第三种方法是向自己或对上帝承诺。但是在做出承诺的时候，需要有一个仪式。如果你有信仰，可以跪下来，大声朗读食谱，接着说："上帝啊，我承诺明天就只吃这些东西，绝不多吃一口。"或者，你相信的是最佳自我（Highest Self），那么做法也是一样的。大声朗读出食谱，然后说："我向最佳自我承诺，明天就只吃这些东西，绝不多吃一口。"向自己或上帝承诺的唯一缺点就是知道的人太少。研究表明，公开承诺（不管是面对其他人还是在社区论坛上）非常有效，就比如在我们的在线支持社区上。[9]所以我希望你选择一种自己最想选的方式坚持下去。再说一遍，坚持是最重要的。

　　最后，我建议不要同时使用多种方法。坚持一种方法是最好的。原因是：如果你向朋友保证，同时又在网上发布自己的食谱，那么如果有一天只在其中一个地方做了承诺，你可能会觉得承诺少了一半。你肯定不想让自己陷入那样的境地。

我个人在刚开始采用明线饮食法的前几年，每一天都会为自己要吃的东西做出承诺。现在我已经不用这么做了。你会发现，很有可能不需要一直都这样做。但是不要觉得很快就能到达这样的境界。我花了好几年的时间，才做到不做出承诺就能相信自己可以每天坚持食谱。几个月可达不到这样，至少需要好几年。所以我鼓励你选一种方法来对自己要吃的食物做出承诺，开始动手，把它养成习惯，再观察会发生什么。它一定会很好地为你服务。

晚间例事

刚开始采用明线饮食法时，你需要做的最重要的晚间例事就是写下第二天要吃的食物，不管你是记在明线饮食法每日伴侣上，还是记在放于冰箱旁的食物日记上。吃完晚饭就完成这项工作。接着，如果你习惯在晚上做承诺，那么就对第二天要吃的食物做出承诺。完成之后，你会觉得很轻松，因为知道第二天的一件大事已经安排妥当了。第二天，你唯一的任务就是只吃自己写下的那些东西，没有别的要操心的了，不再需要瞬间做出决定。当你非常疲惫，容易陷入意志力缺口的时候，不再需要商定吃什么，只需要遵守承诺，吃你在放松和吃饱的状态下选择的食物。

之后，等你坐到床上，还没关灯之前，拿起你的感恩日记（智能手机或平板电脑，打开使用明线饮食法每日伴侣），稍稍反思一下这一天。如果你以前没写过感恩日志，我建议你先从"三件好事"练习开始。很简单，每天晚上写下三件当天进展得顺利的事情，再简单记录为何进展得这么顺利。这个练习很简单，却非常有用，因为它改变了你的注意力。我们总能很快意识到生活中出现的问题，这是人类爬上食物链顶端之前赖以生存的适应性行为。但放在今天，总是情绪消极会让自己不快乐。宾夕法尼亚大学心理学教授，《持续的幸福》（*Flourish*）的作者，同时拥有很多其他头衔的马丁·塞利格曼（Martin Seligman）博士解释如下。

> 会感恩的人往往比较快乐、健康和满足。感恩可以帮助人们应对压力，甚至也会对心率产生有益影响。在测试中，尝试每晚记下三件好事并坚持一周的人，过了一个月后、三个月后，甚至六个月后还是比普通人快乐，情绪也比较高涨。[10]

记的三件事不一定非得是大事，可以简单到像："称量了自己的早餐。今天的食物真美味。今天的食物我够吃了。"

然后想想这些事为什么会进展得很顺利。比如，你为什么能做到称量食物，吃一顿符合明线的早餐？这个嘛，也许是因为你留出了时间来称量食物，或者是你终于意识到应该好好照顾自己了，又或者是因为昨天或前天完成的好事，使你的身体渐渐适应了，今天第一次有了饱的感觉。这就是我指的你需要解释的"为什么"。解释一下好的事情是怎么发生的。解释一下现在或过去，你做了什么事；现在或过去，别人做了什么事，让你记下的这件好事情发生在你的生活中？

下一步是在五年日记上简要记下你的一天。你能写字的空间只有几行，所以很快就能写完。但是请相信我，日复一日，年复一年，看着自己的生活一步一步往前走，是一件非常有价值且令人满意的事。

你可能想通过阅读一些心灵或励志读物来结束这一天，在入睡前让自己有良好的心态，当然可以，但不强求。

晚间检查表

明线饮食法会先打破你从前的那套习惯，以一套更有效的新习惯取而代之。我们利用晚间检查表来帮助你建立、监督和巩固这种全新的生活方式。表中列出了一系列行为，包括前一天晚上写下要吃的东西、早上整理床铺、写下感恩的事等，想一直活得快乐、苗条而自由，每一条都是不可缺少的部分。本书最后列有一张晚间检查表样表，你也可以从我们网站上下载检查表模板，制作属于你的检查表。我非常期待大家能够对它做出修改，因为这个表格是活的、会呼吸的、不固定的，每个人都应该有自己的版本，甚至同一个人每个月都需要用不同的表格。我通常至少每三个星期换一个新表格。我们的模板只是建议和起点。

之所以要对晚间检查表做出改变，是为了确保它能准确反映哪些是你真正应该承诺的东西，哪些是需要监督的地方。所以，如果表上列的是你理论上希望自己做，但实际没有在做的事情，只会适得其反。

根据我的经验，人们之所以会停用晚间检查表，是因为他们的用法不正确。它所反映的不应该是你认为自己应该做的或者是希望做的事情，而是你当前正在做的事情、真正付诸行动的那些事情。如果你真正做了的只是在前天晚上写下要吃的食物，每天坚持明线饮食法，以及遛狗，那么你的检查表上就应该只有这三件事。这样没有任何问题。等到你灵魂深处忽然出现一个念头："等等！我也想每晚填一份感恩清单！"那时候，你就该把这条也加到晚间检查表上了。表格需要升级和修改，所以你应该经常对其进行调整。

你可能还需要自己定义称体重的规则。如果你每周称一次体重，而不是每天称，那么每周称重的那天，晚间检查表上应该写："我今天称了一次体重，只称了一次。以下是今日体重。与上周比，有以下变化……"隔一天，你就可以写："我今天对体重没有抵抗情绪，没有在秤上跳。"或者你也可以使用明线饮食法每日伴侣，让它为你制定晚间检查表。

晚间检查表的末尾，有一个条目是关于睡眠是否充足的。还是老样子，如果你需要的睡眠时长不是七八个小时，尽管改了它，又或者，你觉得不需要提醒自己睡眠充足，那就删掉这一条。我希望你能把检查表改到只保留最适合自己和自己正在坚持的事情。

如果坚持使用，晚间检查表就会成为一件强有力的工具，能够帮助你达成生活中那些对你来说意义重大的新成就。举个例子，几年前，我接连被开了两张超速罚单，罚款很高，也让我觉得难堪。我认为自己是一个很有责任心也很有能力的人，但是因为开车时速达到 90 英里 / 小时而被同一个警察连续开两次罚单，真的是很窘迫。

于是，我在自己的晚间检查表上加了一条："今天，我的车速没有高过限速 5 英里以上。"直到降低车速，理智驾驶变成了雷打不动的习惯，我才会把这一条从表上去掉。现在这条已经不在我的表上了。

如果你不打算使用"每日伴侣"，那么我鼓励你去买一个文件夹板，把晚间检查表夹起来，放在床边、床头柜上，或者床头柜抽屉里。不管放在哪儿，养成习惯，上床睡觉前把这一天完成的所有习惯性行为标记出来。研究表明，如果用黑白两种颜色列出需要监督的事项，不管最终有没有完成这些事，都会让我们想完成更多想做的事情，也会做得更频繁。[11]

目前，我在用每日伴侣完成晚间检查表，但是从前用纸质版表格的时候，对于完成的事情，我会在相应的格子上打钩。对于没有完成的事，我会把整一条圈出来。这样我一眼就能看到这一周是否保持在明线饮食法之旅的正轨上。现在，每日伴侣能向我展示这些数据，并且形式更具冲击力，它也可以让我为自己设置挑战目标，激励我进入明线饮食法旅程的下一个阶段。

紧急情况行动方案

紧急情况行动方案是你在危急情况下可以使用的一套工具，但并不是用了它就可以不用养成良好习惯了，我把它称为"如果……那么……"习惯。比如说，如果我出门在外，但慢慢产生了一种冲动，想吃别人正在吃的东西，那么我就会找借口去趟洗手间，开启我的紧急情况行动方案。你肯定会需要它的，尤其是刚开始的时候，因为你很可能有冲动，想吃不在食谱内的东西。也许每个小时都会有这种感觉，也许一天会有一次，也许很久才会有一次。不过，即使是每分每秒都有这种感觉，也不用担心，有我们呢。

研究表明，有5件事能在那种时刻真正帮助你抵制住诱惑。它们可以让你恢复意志力，重回正轨。

1. **社会支持**。第一种工具是与人联系，这也是最有效的工具。[12] 所以，如果你可以给某个朋友或某个支持你的人打电话或者发短信，那么这是最好的选择了。在我们的明线饮食法在线支持社区中，你也能找到可以联系的人。你可以把在餐馆或派对上遇到的食物快速发布在在线社区中。消息不需要写得很长，只要一条简短、真诚的求助信息就够了："嘿，我现在好纠结。参加派对中。这些食物太吸引我了，但是我向你们承诺，不会吃任何东西的。"你可以发布一条类似这样的信息，而且知道会收到无数的爱与支持。晚上回到家时，你就可以看到所有人回复你的评论和支持你的信息。这种方法特别好，会让你感觉有人关心自己。

   在我的明线饮食法之旅中，社会支持是唯一支持我保持在正轨上的有效工具（但我是一个极为外向的人，易受影响得分高达10分）。也许你会发现，即使背后不是每时每刻都有成百上千的人在支持你，你也可以渡过"难关"。你需要多少人支持，就找多少个支持者。当然，支持者还是越多越好。充分利用起来。真的，一定要利用好。养成习惯，在有吃不该吃的东西的冲动时，在在线支持社区发帖、给朋友发短信或打电话。有一些使用明线饮食法的人觉得，来自在线社区的支持是他们成功减肥最重要的因素。你并不孤单，有上千人和你一起走这条路。加入我们吧。

2. **祷告**。目前，第二种经研究证实，能恢复意志力的方法是祷告。[13] 所以，如果你平时也会祷告，这倒是一个好消息。祈祷，祈祷，祈祷。逃离引发吃东西欲望的现场，躲到洗手间或任何可以逃离现场的地方，求助上帝帮你减轻食物带来的诱惑。请求上帝赐予你力量。念出你最喜欢的祷告词。坐一会儿，然后寻求上帝的帮助。之后监督自己，这天接下来的时间都不要背离食谱。这种方法也非常有效。

3. **冥想**。参加派对或者在参观的时候，你总能找到借口去洗手间的。坐下来，做几次深呼吸，让自己的心灵和身体都平静下来。明线饮食法每日伴侣上有冥想特辑，会指导你进行深呼吸练习。只要冥想 5 分钟就足以帮你恢复意志力。[14]

4. **感恩**。不管你在世界上的哪个地方，不管在哪个派对或什么场合，不管在哪家餐馆，你都可以想想值得感恩的事情。你可以赶紧在消费小票背面写下感恩清单，可以把清单输入智能手机，也可以在脑海中默默想一遍。或者把清单告诉朋友，又或者打开每日伴侣，它会指导你该怎么做。把想法转移到值得感恩的事情上能大大缓解来自食物的诱惑，真的非常神奇。[15]

5. **服务他人**。最后一点，如果你不去想自己，而是关注别人，就能比较轻松地摆脱只与你相关的事情带来的困扰。服务别人去吧。上瘾性进食现象会让你脱离别人，把自己孤立起来，只专注于自己的事情，让头脑变得麻木。[16]但服务他人可以帮你摆脱上述症状。"服务"这个词代表了所有对别人友好的或有帮助的事，比如称赞别人，对别人微笑，或加入你所在地区的服务性组织。在餐馆或派对上时，你可以找你身边的人或独处的人，和他们聊聊天。陪孩子玩耍。帮忙收拾盘子。提问题。多关心关心别人。随时准备为他们服务。

十多年来，对我来说，服务就是让身边的人发现并使用明线饮食法。每天早上 5:30，在我结束早上的冥想之后，就会接听寻求我帮助的人的电话，每个 15 分钟，连续接好几个。我会在他们的减肥之旅上引导他们，倾听他们当天的食物承诺。这么做能帮助他们，但我相信自己也能从中收获相同甚至更多的益处。这么做让我在新的一天一开始就充满感激，能感觉到和别人的联系。这也提醒着我，尽管面对过黑暗的日子和无数挑战，但是现在我是一个有用的人。在你减重的过程中，重建自信和目标感是非常宝贵的。所以，观察一下周围的人，到处都有需要你的事情。看一看你能在哪里帮上忙。

如上所述。人际联系、祷告、冥想、感恩以及服务他人为我们提供了在紧急情况下拒绝诱惑的五种策略。还有第六种策略，非常灵活，即让自己分心。散散步，冲个澡，织点东西，或者玩拼图。有些人发现，当他们想吃东西的时候就去准备第二天的健康食物，这样就能得到安慰。而其他人则需要远离厨房。怎么选随你，但一定要找一个方法来分散自己的注意力。也许刷牙或者用牙线清理牙齿也是分散注意力的好方法。通常，刷完牙或者用过漱口水之后，嘴里残留的薄荷味会让我们不想吃任何东西。这个小窍门很好。提前弄清楚，哪些事能够把你的注意力从吃东西上转移开。

最后，我鼓励你将紧急情况行动方案写下来，把你计划采取的步骤按顺序排列。在纸的最上面写："在偏离自己的食谱前，我承诺采取以下行动。"确保你写下来的事情中至少有五件是你真正会去做的，然后把写着方案的纸随时放在身上。如果你用的是明线饮食法每日伴侣，并且不管去哪儿都会带着智能手机，那么自然也就随身携带了紧急情况行动方案。

智囊团与伙伴

智囊团里的人不用很多，四人是最理想的，这几个人每周聚在一起，互相支持，集思广益，互相监督，并且在明线饮食法之旅中共同成长。我记得"智囊团"这个概念最早出现在拿破仑·希尔（Napoleon Hill）1937 年出版的《思考致富》（*Think and Grow Rich*）一书中。[17] 从那时起，智囊团一词就成了热词，特别是在商界。

不久前停止十二步骤治疗食物上瘾计划时，我就意识到，若没有现场聚会、指导和对自己的责任感，对食物的瘾很有可能会死灰复燃。因此，我组建了一个智囊团。我们给自己起了个名字叫"豪华专家智囊团"，每周会打电话或者用免费通话平台（市面上有很多免费又好用的会议服务，我目前的推荐请访问 http://Book.BrightLineEating.com）一起聊 90 分钟。我们每个人都专门留出了时间来分享、互相支持，并收集反馈。下面是我们每周通话内容的大体结构。智囊团通话并不是用来闲聊的。如果你能采用我们的内容结构或者类似的结构，并且坚持下去，它所带来的价值能增加 10 倍之多。

智囊团通话内容梗概（90分钟，4个人）

1. 互相问候。（4分钟）

2. 主持人询问这次谁先讲，谁第二个讲，谁第三和第四个讲。（1分钟）

3. 第一轮发言：主持人让每人轮流讲述下列内容。（10分钟）

   - 此刻，我感觉……
   - 过去这一周，我取得的"成就"有……
   - 对于我上周做出的承诺，我表现得……

4. 主持人计时16分钟，第一个人在这期间分享自己的感受，讨论面临的困难或挑战，寻求其他成员的支持。前10分钟是分享时间，另外6分钟用来收集反馈和接受支持，这样做会很有益。16分钟到了之后，换下一个人。（64分钟）

5. 总结发言：主持人让每人轮流讲述下列内容。（10分钟）

   - 本周的通话中，我收获并能"带走"的东西是……
   - 本周，我承诺……（每人都把承诺记录到可靠的地方，接下去的这周可以翻看。好记性不如烂笔头嘛。）

6. 约时间。确认每个人下周同一时间都可以通话，如果不行的话，另约一个时间，再为下周通话选好主持人。（3分钟）

直到现在，我们仍然每周通话。在这段路程中，我们一如既往地互相支持，真的非常难得。"专家"伙伴们让我的生活变得无比丰富。关于智囊团，我真的是非推荐不可！如果能召集三个与你一样忠于这种生活方式的人，你会发现旅途上的每一步都有人支持和鼓励你。这真的是无价的。

如果凑不齐 3 个那么多，那就找一个能够支持你的人，也就是找个"伙伴"。你可以向这个人承诺自己要吃的东西，也可以在遇到紧急情况时联系他。很多使用明线饮食法的人认为有智囊团或伙伴，又或者有两三个伙伴，才能坚持下去。支持当然是越多越好。

如果你身边没有用明线饮食法的人，可以考虑下载明线饮食法每日伴侣，加入我们的在线社区。在这里，你也能找到和你一起组建智囊团的人。你可以说明自己的易受影响度得分，喜欢什么时间段或者哪天的什么时候通话，另外，你是喜欢与异性一起组团还是希望与同性一起组团。如果你真的成功组建了智囊团，一定会像我一样觉得它为自身提供了框架和环境，让你在明线饮食之旅中获得成长，其他任何事都做不到这一点。

特别是，如果你在明线饮食之旅中受到挫折，智囊团就是那个能支持你走上正轨、保持前行的强大组织。即便你顺风顺水，我也鼓励你向一两个正在遭受挫折的人抛出救命的绳索。明线饮食法群体就是这样互帮互助走过来的。

我强烈建议你从第一天就把上述工具都融入生活中，因为它们与食谱和明线一样，都是明线饮食法的一部分。我保证，用不用这些工具，决定了你能不能减掉多余体重，堵住破坏者的嘴。

只要你用起来，一定会对你有效的。

案例分析：特雷莎·斯塔维茨基（Teresa Stawicki）

最高体重：230 磅（约 104.3 千克）

目前体重：125 磅（约 56.7 千克）

身高：62 英寸（约 157.5 厘米）

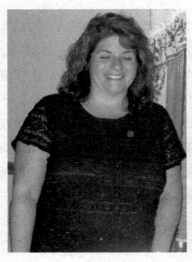 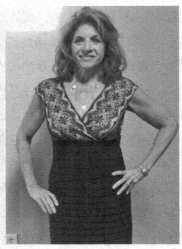

　　我出生在一个意大利家庭，亲友的交流和联系都是通过吃面食进行的。如果我的母亲没有主动邀请你吃饭，你是不可以带着礼物不请自来的。我小的时候，吃东西是一件值得鼓励的事情，但到了 12 岁时，我记得有人告诉我，不可以想吃多少就吃多少。从那时候起，父亲也忽然开始对我说："别吃那么多。"我母亲超重，所以我想父亲应该是不想让我也变得跟母亲一样重。当然，当我的父母开始控制我那份食物的分量时，我开始从别处寻找食物吃。

　　于是，我开始在外面吃东西。只要手里有闲钱，我就会用来自己吃一顿。我家不算富裕，所以孩子们小时候的零花钱不多，去快餐店这样的地方对我们来说是巨大的奢侈，因此我会在学校的自动贩卖机里偷东西。我总是想把食物藏起来。

　　14 岁时，我开始尝试减肥。那时候我有 148 磅重。我弄了一本减肥书，尝试照着做。虽然没完全搞懂书上讲的是什么，但我还是成功减了

10 磅。只不过之后我就不再减了，结果反弹回了原来的体重。

18 岁的时候，我参加了慧俪轻体减肥机构。断断续续去了几次，竟减到了 128 磅，当时也是为了吸引初恋男友。但是成功和他成为恋人后，我又停下了减肥的步伐。我俩结了婚，我也放任了自己的习惯，结果发现自己胖到了 170 磅。于是我又去了慧俪轻体。这次减到了 134 磅。但是如果我不节食的话，根本无法保持体重不上涨。每次减下去一些，都会反弹，甚至再长 10 磅。

母亲的话在我的脑海里回响："如果你不够苗条，是不会有人喜欢你的。"那时候我觉得体重决定了我是什么样的人。

27 岁时，我怀上了我们的大女儿。我特别害怕长胖，所以怀孕期间一直会去慧俪轻体。但是生完大女儿才 5 个月，我又怀孕了。家里有了两个女儿，也搬了新家，于是我就待在家，吃东西。在二女儿 2 岁生日时，我已经长到 230 磅了。那时我 30 岁。

我又去了慧俪轻体。但是这次只减了 26 磅，当然是因为吃甜食体重才下不去。每次减肥时允许自己吃甜食，我的心态就会变，从控制饮食到陷入绝望，变得非常无助，这次减肥就完了。

3 年后，我又参加了慧俪轻体，但还是没减下来。我吃糖、吃面粉，根本就不能坦诚面对自己，于是我把减下去的全吃回来了。

40 岁刚出头时，我开始运动了。但运动让我"允许"自己不停地吃东西。有 6 年的时间，我的体重保持在 205 ～ 215 磅。好像再也减不到 200 磅以下了。之后，2014 年时，我尝试了乔尼·鲍登（Jonny Bowden）博士的方法，瘦了 24 磅……不过减肥完我就度了个假，度假快结束时我又开始吃整份甜点。我又开始反弹。真的是太绝望了。

再接下来，我遇到了明线饮食法。我明白了原来糖对大脑来说就像是毒品，说实话，好像忽然一切都变得顺利了。

对我来说，最困难的是社会环境。生活在意大利人之中，我总需要解释给别人听，还要不停地说："不吃了，谢谢，我现在不这么吃东西了。"有几次，我甚至都要愤怒了，因为人们一直在说："哎呀，就吃一小个蛋糕。我又不会害你。"在没有使用明线饮食法之前，我肯定就吃了。但现在，我知道就算只咬一口，也会深深地伤害自己。尤其是对父亲和母亲的劝说，我必须更加直接。好在他们看到我真的瘦下来了，就慢慢理解我并开始支持我了。其实，我的母亲也开始和我一起减肥，现在她已经减了 25 磅，身体状况也大大改善了。

　　我现在的生活非常美好。我觉得一切尽在自己的掌握中，精力也非常充沛。我对现在的自己很满意，觉得像变了个人似的。我的膝盖和脚后跟不疼了，胆固醇含量也出奇的好，静息心率正常多了，血压也下降了。

　　最重要的是，减肥后我觉得自己自信多了，再也不会感觉害怕。我甚至开始上一门课程，成为合格的生活指导教练。头脑变得清醒之后，我发现自己有很多东西想要奉献给别人，我很想帮助别人。明线饮食法改变了我的生活。

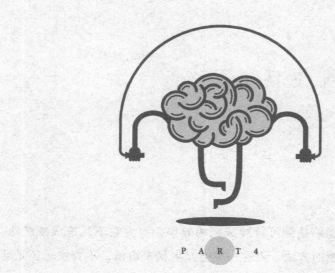

PART 4

第四部分

路线图：保持正确方向

第11章

CHAPTER11

明 线 生 活

　　明线饮食法能够达到可持续减肥的效果，因为它不是速成减肥法，而是一种终身减肥的方法。人这一生会发生很多事情，不管快乐还是悲伤，很多事都与吃东西有关。我想为你提供尽可能多的信息，让你了解如何让生活既能过得快乐、苗条而自由，又能过得充实而丰富。我希望明线饮食法能让你觉得可以一直用，而且用得很开心。我不希望你的体重又反弹。你们的幸福对我来说非常珍贵。

　　因此，在接下来的三章中，我们要谈的是明线饮食法旅途中最常出现的那些可能会让你失败的事情。我会提出一些解决这些问题的建议。当然，书上讲的可能没有在集中训练营那么细致，因为这很占篇幅，但是你也能学到精华部分。

减重阶段会发生什么事

　　我们在第 9 章提到过这个问题，但是事实是，从生理角度讲，减肥相当困难的原因是：脂肪细胞不会多也不会变少，我们的体重波动时，只是体内的脂肪细胞在膨胀或收缩而已。脂肪细胞收缩时，会对我们的感觉产生很大影响，因为事实证明，脂肪细胞就像垃圾填埋场一样，是人体的储物库。各种各样的毒素会存储在脂肪细胞中，有时甚至能保留好多年。[1]

请看图 11-1，看到脂肪细胞图中那块巨大的脂肪储藏处了吗？是的，里面有的可不仅仅是脂肪，可能也储存了毒素。脂肪细胞收缩时，脂肪储藏处在干什么？这个嘛，它们会移动到细胞膜上，把储存的东西排放到血液中。[2]脂肪会被当作燃料用掉，毒素则由肝脏负责处理。一整天都是如此，每天都是如此。因此，你应该多喝水帮助排毒。减重的时候你也会感觉很累。还要注意，身体所需的大量燃料会从你储存的脂肪中获得，而脂肪又不是身体首选的燃料来源。这也解释了在减重的这短短几个月内，为何你不会有巅峰状态的感觉。

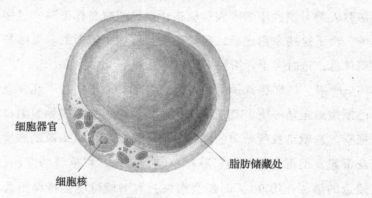

细胞器官

细胞核

脂肪储藏处

图　11-1

你之所以会感到疲劳，部分是因为没有摄入足够维持新陈代谢的热量，但正是因为这样，我们才能减下去体重。你的新陈代谢只会是正常功能情况下的 70% ~ 90%。[3]新陈代谢减缓会触发很多身体机能，其中有一个便是甲状腺激素的减少，而甲状腺激素能发动我们新陈代谢的"引擎"。在血液检查中，这种情况看起来可能像甲状腺功能衰退。从某种程度上可以这样说。但这只是热量摄入减少引起的暂时性甲状腺功能衰退，这是你的身体想做的事，所以并不需要治疗。等你过渡到体重保持阶段，开始增加饮食量时，这种情况就会自然恢复。这是身体对减重的自然反应。毫无疑问，减肥会对身体产生压力，但是我们已经制定好了食谱，让你能够减下体重并长期保持，而且不会觉得太饿。

　　你可能会想："我需要过度关注这个问题吗？我的新陈代谢能复原吗？"确实有研究认为不会复原，包括目前一篇非常著名的研究表明，参加完《超级减肥王》的选手在比赛期间摄入热量骤减，导致了新陈代谢衰退，而且永远不能恢复。[4]但不得不说的是，同样的情况从未发生在明线饮食法使用者身上。达到目标体重、过渡到体重保持期后，减肥者就可以吃大量食物了，也很少会再出现吃东西的欲望，基本是不太饿或根本不饿。所以，我并不认为大家需要觉得惊慌失措。从长远来看，为了你的健康着想，减肥是最好的选择。减肥的副作用都是暂时的。

　　刚开始使用明线饮食法时你会感觉很累，我觉得一个原因是我们大多数人都习惯性用咖啡因和糖来让自己超越身体极限，过多地让自己提神。没了这些东西之后，我们感觉就像撞了墙似的。身体长久以来就需要休息，这时终于开始要求让它休息一下了。

　　所以，当你感觉累了时就休息一下。如果实在不能休息，至少让自己慢慢地走动一下。就像我在第7章所说，我建议你想象自己穿着兔子拖鞋。这就是我所希望的你在早期减重阶段应该采取的态度，因为真的会很累，但都是暂时的。我指导过上千人，根据我的经验，一般来说，疲惫的感觉在第90天时就会消失。有时候可能会持续更久，但通常不到90天就会结束。另外，确实也有人完全跳过了疲惫阶段，一开始使用明线饮食法就感觉精力充沛。但不管你属于哪一种情况，明线饮食法最终都会让你一整天都变得能量满满，一刻都停不下来。所以，静下心来，眼睛盯着目标，耐心等待这个过程吧。

如何向其他人说明你在减肥

　　你的体型会慢慢发生变化，其他人可能会问你为什么。总有人问，可能会让你觉得很吵又很烦，但是他们并没有恶意。只是因为关心你，而且很好奇。如何对他们反应，完全由你决定。只要有人问我，我总是会向他们解释我的行为，并说明原因，但我不会把话说死。如果有人刻意问你为什么不吃这个不吃那个，但是你又不想细说，干脆就回答："我只是对这些食物过敏，很敏感。"事实确实如此。对他们说我对糖和面粉敏感，已经算保守的了。只要吃了糖和面粉，我就会突然着迷，有吃东西的欲望，还会变胖。在本书中，这就是过敏性反应。

我也有过这样的经历，戒掉糖和面粉很久之后，再次吃到时，反应真的非常剧烈（如流感症状、荨麻疹、头痛和其他生理反应）。所以，现在我真的相信自己是对糖和面粉过敏的。我跟它们处不到一起去。但是，"过敏"是比喻也好，是生理反应也罢，都能帮到你。你这么说肯定有用："我发现自己食物过敏，对食物很敏感。我已经有一段时间不吃糖和面粉了，这对我来说真的很有效。"

或者，如果你发现使用明线饮食法之后，身体上的不适减轻了，如关节炎、偏头痛或失眠减轻了，那么你也可以在这个方向找说辞。可以尝试说："我试着把糖和面粉从饮食中去除后，发现头竟然没那么疼了，所以现在我也不吃糖和面粉了。"

记住，最主要的是，别人根本没有那么关心你吃什么。他们的焦点根本不在你身上，而在自己身上。但我要说明一下，如果真的有人对你吃什么很感兴趣的话，可能是因为他们自己也有饮食问题，那么你就要抓住机会帮助他们。和他们分享帮助你脱离痛苦的路线图，告诉他们暴饮暴食有多么可怕。就算你只说"我已经不吃糖和面粉了"，也可能已经无心播下了种子，之后可能会在他们心中结出美好的果实。

负责全家饮食及任务分工

这正是我关心的话题，因为我有三个女儿。关于这一话题，我了解的也很多，因为我在大学教过饮食心理学课程，在这门课里，有一个单元讲的就是喂养孩子的心理学。关于这一领域，我参考的是营养学家，埃琳·萨特（Ellyn Satter）的作品。她关于食物的理论和明线饮食法差别很大，所以如果你想看一看她的作品，一定要做好心理准备。她根本不相信食物上瘾一说。她认为我们应该做她所说的"有能力管住自己嘴的人"，[5] 即允许自己在正餐时想吃多少吃多少，想吃什么吃什么，但是需要很专注，聚精会神。如果你体重超重，她会建议你不用担心。我们俩聊过，也达成了一致：我俩对她的理念意见相左。能力饮食法对我不起作用，我相信大脑非常容易受影响的人也会觉得这种方法不起作用。对于易受影响度得分较低的人，她的方法可能很有效。话虽这么说，我还是推荐大家在喂养孩子的时候使用她的方法。虽然我知道美国超重或肥胖的孩子成千上万，但是孩子和大人不同，所以我认为不应该强制让孩子采用明线饮食法，即使是巧妙地让他们使用也不行。只有自愿使用，明线饮食法才会有效。这是让想要使用的人用的方法，而不是需要使用的人用的方法。

　　我们想让孩子吃得健康。这一点没错。那么，该怎么办呢？喂养孩子时有一个很好的选择，就是坚持饮食规律。如果你是一个正在使用明线饮食法的家长，那太棒了，因为你会比从前任何时候都要规律地用早餐、午餐和晚餐，这对和你一起生活的孩子来说是一件好事。

　　我认为萨特有一个关键的观点很重要，即她提出的"任务分工"观点，它帮助我在喂养孩子的时候保持理智。"任务分工"清晰地描述出关于食物，我应该做什么，而孩子应该做什么。

　　家长的任务是决定什么时候吃饭，在哪儿吃，吃什么。而一旦食物端上桌，家长的任务就完成了。接下去就是孩子的任务了，他们需要自己决定吃多少家长准备好的食物。

　　我很幸运，因为在我头胎生的双胞胎女儿还在襁褓里的时候，我就知道了任务分工。到目前为止，我都没有强迫孩子吃任何东西。任何时候都是。我不会让她们必须先吃蔬菜，才能吃到自己觉得是"好东西"的食物，才能吃完饭离席。她们不会被强制每样东西都得吃一口，也不用必须把我盛在她们盘子里的东西吃完。一旦我准备好了饭，我就当自己不存在，我都不会去注意她们选了哪道菜或者不吃哪道菜。

　　这是什么意思呢？就是如果我准备的食物中有含淀粉的东西，或者她们只想吃黄油拌饭，我会随她们去。只要她们想这么吃，可以一辈子每顿饭都这么吃。但好处是，她们不会这么做。萨特发现，在你给孩子提供了很多选择，然后退到一旁不干涉时，孩子就有了自由，可以偷偷接触食物，每样都尝一尝，分辨出自己喜欢吃什么。我从来不会因为孩子吃了蔬菜而表扬她们，也不会因为她们只吃黄油拌饭而一脸鄙视。吃什么都是她们自己说了算。

　　萨特饮食哲学中另一个重要的部分是，不要让自己像快餐厨师那样。如果孩子不喜欢我准备的食物，几个小时之后，她们肯定还会找机会吃点儿别的。这样的话，除了吃早中晚餐，孩子还会有晨间和下午的休息加餐。我家孩子有时候也会哼哼唧唧地说："但我就是不喜欢吃这个嘛！这顿饭里没有我爱吃的东西！"要是她们这么说，我就会回答："不喜欢就不用逼自己吃。"她们就不会继续抱怨了，因为她们知道这是真的。我不会逼她们吃东西，一口都不会。吃完晚饭之后，我家就不会有任何可以吃的东西了。孩子知道自己没有机会一天到晚找东西吃，她们也不会去厨房打开柜子找东西吃。

　　如果你家孩子年龄大一些了，已经习惯随时在厨房找自己想吃的东西，想要清晰地分配任务就比较困难了。在这种情况下，你除了发誓为他们树立优秀的榜样，按饭点准备好正确的食物，可能也没有别的能做了。但是如果你家孩子比较小，你也给了他们压力，让他们吃那些特定的食物，孩子则更有可能变成有能力的饮食者，而且你抱孩子就不会那么累了。

　　在准备三餐时，为了既能有符合我的明线饮食法的食物，又不用特意给家人做别的，我会准备一大碗含淀粉的东西，加上我吃的东西，也就是符合我标准的蛋白质、蔬菜、沙拉和水果。对于孩子或你家不使用明线饮食法的大人来说，糙米、全麦面食、藜麦、薯饼和红薯都是很好的淀粉类食物。孩子需要一定分量的淀粉。他们不能像我们在减重阶段那样，只吃蛋白质和淀粉。

　　说到这儿，我知道当了父母或者祖父母的人，如果自己在坚持明线饮食法，肯定已经开始担心孩子们吃的东西了。我也很担心。餐馆里、儿童套餐中、学校的午餐，可供孩子选择的食物让人震惊。

我真的希望大家能放心。首先，孩子是可以吃淀粉的。面粉基本上就是葡萄糖，只有在摄入之后没有立即被用作能量的情况下，才会引发问题，但是年纪小的孩子要用掉很多能量。因此，他们吃的面粉大多都转化成了肌肉所需的糖原，一吃下去就燃烧掉了。

糖就比较难对付了。我来说说自己的做法。我家不买果汁，也没有苏打水和甜点。吃完午饭或晚饭，孩子们也不用盼着可能会有点甜点什么的，水果都没有，因为水果只会出现在正餐上。我不想让孩子觉得一顿健康的饭必须要有甜的东西才算圆满。

我的孩子会在全麦薄饼上放枫糖浆，也会用蜂蜜，但用完就没有了。不会有曲奇饼、馅饼或者布朗尼蛋糕等着她们，也没有薯片或者面粉制作的真正的垃圾零食等着她们。

在孩子们出去吃的时候，比如参加派对或聚餐，当然就会面对很多不健康的食物。基本上，我对此的想法是不要太当回事。只要不是一整天都这么吃，且每天都这么吃就没关系，研究表明，孩子的大脑不会因此重组。[6]只有长期不断地吃不健康的食物，大脑才会重组。因此，尽管我自己准备的都是健康的食物，但我觉得孩子在外吃饭时我唯一能做的就是不约束他们。我认为，过度地把不健康的食物妖魔化实际上更没什么好处，事实证明这么做会让孩子更加执着于吃到这些东西。[7]

我的目标是，让女儿们在成人之前一直能对食物表现得相对淡然。当然，我也意识到，要尽量减少我自己的饮食问题对她们的影响。所以我会很小心，比如她们在的时候，我不会去谈论自己的身材、体重，或者吃什么、不吃什么。我也不允许她们以不健康的方式谈论自己的身体。在她们还很小的时候，我时不时地听到她们说，自己的胃有点"胖"，或者别的类似贬义词。我觉得她们根本就不知道自己说的是什么意思。只是在学校听别的孩子说，她们才这么学舌的。我会立刻制止她们。"别说了，谢谢。"我会说，"在我们家，请不要谈论胖不胖的问题。"

她们也就不会这么说了。但愿如此。

　　最后，再说一说身边其他人吃的东西。很多减肥的人很关心家里或身边其他成年人的饮食习惯。我的大体原则是：就算有确凿的理由让我认为我爱的人愿意改变他们一直以来的饮食习惯，但还是不应该这么想。我不会去管别人吃什么，而是只"盯着自己的饭碗"。这也就意味着，我需要负责自己的食物，因为如果跟我住在一起的人会做饭，我就不应该去改变他们做饭的方式。我只需要做好自己的饭。"我要对自己吃到嘴里的东西负责。"这就够了。

　　就算是和其他使用明线饮食法的人在一起也是这样。有很多人用明线饮食法用得非常成功，但是做法与我大相径庭。他们会吃我不吃的东西，吃法也和我完全不同，或者不会吃我吃的东西。不管怎么样，这些都跟我没关系。不管哪种方式是让我保持理智的唯一方法，都要实事求是地，只盯着自己的饭碗，试着接受和喜爱别人。

　　从这一点也可以看到，明线饮食法能帮助我们的，可不仅仅是减肥那么简单，我们因此养成了明确的界线，变得不那么依赖别人，学会不在社交场合吃东西。不要过多关注别人经历的困难，而破坏了自己的胜利成果。

两餐之间隔多久

　　你可能会想，什么时候是吃东西的时间。通常来说，就是试着在该吃早饭的时间吃早饭，该吃午饭的时间吃午饭，该吃晚饭的时间吃晚饭，试着让两餐之间隔出 4～6 小时。换句话说，下一顿饭与你上一顿饭之间的间隔不要短于 4 小时，也不要超过 6 小时。不过我也要说明一下，这不是一条明线，只是让大家参考而已。有时候，我会在距离上一顿饭不到 4 小时的时候就吃饭，也有时会发现自己吃饭时已经距离上一顿饭超过 6 小时了。生活中难免发生这种情况。但是总的来说，4～6小时法则很有参考价值。

两餐之间隔出 4～6 小时的好处之一，就是可以让你把上一顿吃的东西消化得更完全。[8] 如果不到 4 小时就吃饭，很可能大部分食物还没有消化完，对消化系统来说，最好先把上一顿饭的大部分东西清出去再吃别的东西。

如果你每天的安排和一般人不太一样，比如上班是倒班制的，那么你只要知道总有办法安排自己的吃饭时间就可以了。下列选择都是别人尝试过的。

- 别管"在饭点吃饭"这条原则了，只要两餐之间能隔出 4～6 小时就可以。比如你上的是夜班（C-shift）⊖，那么早饭就在睡醒之后的 2 小时之内吃，这么做的话，即使你吃早饭的时候已经是下午了也没事，之后按照用餐间隔吃另外两顿饭就可以。
- 别去管 4～6 小时原则。如果你的工作根本就没有固定的休息时间，两餐之间只能隔得久一些，那也没关系。两餐隔得久一点儿不会饿死人的。
- 一天吃两顿。我认识几个人，对他们来说这是最好的方法了，因为工作日程安排让他们觉得工作的时候根本吃不上饭，把食物摄入量分成两餐之后，生活比以前舒服多了。其实我不是很推荐这种方法，但它确实对一些人有效。
- 每天吃四餐，而不是三餐。和上面的情况相似，对有的人来说，把一餐分成两餐吃效果更好。这样也能解决一些问题，比如有的工作每次休息至多 10～15 分钟，没有时间坐下来吃完一顿饭。

现在大家理解了吧。最重要的是，不管你所处何种环境，总会有办法解决问题的。记住四条明线，分别是糖、面粉、用餐时间和用餐量。只要你吃的几顿饭都是互相分开的，两餐之间没有到处找东西吃，也没吃零食，就是在使用明线饮食法。没关系的。

⊖ C-shift 是指 24:00～8:00 上班的人。——译者注

生病时怎么办

要是你着凉感冒了，不用多吃调养，也不必少吃让感冒快点好，坚持平时的食谱即可。不过，如果你得的是流感，或者胃部不适，还伴随呕吐，情况就不太一样了。但是我建议你试着坚持每日吃三顿饭，不过可以把食谱上的食物换掉。一日三餐都可以根据早餐的食谱吃。燕麦米、香蕉这样的食物可以留在食谱上，但是鸡肉和沙拉就不要吃了。很显然，在这种情况下，就不用考虑把规定的食物吃完这一规则了。如果你只咽得下一口燕麦米，我的天，还是别吃了。你可以吃加蔬菜的肉汤，一顿饭称 8 盎司。还是要坚持明线饮食法，不要喝姜汁汽水或吃苏打饼干。

关于肠镜检查，有一点需要注意。我从没听说过有人因为喝了肉汤，做肠镜的时候反应就很强烈，所以想做就去做吧，按照医生的指示做就行。如果他们说做肠镜之前只能摄入温和的液体，那就一天吃三次。肉汤或白蔓越莓汁加等量的水稀释，再加入肠镜前要喝的准备溶液，没问题的。

寻找替代品

明线饮食法之所以能够填补意志力缺口，是因为我们不必根据自己的感觉，决定此刻吃什么。所以坚决不可以换菜谱，因为开冰箱的时候，我们会想："嗯，我现在不想吃甜椒。我想用芦笋代替。"这么做就是没有诚信。不过确实有一些合理的理由，让你为食谱上的东西寻找替代品。

1. 如果你前一晚写的午餐吃鱼，但中午打开冰箱的时候发现鱼坏了，那么首先别吃这条鱼了，其次也不要开车去买鱼了。另外找一种蛋白质，称一下，一切继续。

2. 还有一种情况，我称之为"妈妈可以这么做"。比如，我昨晚写了今天晚餐吃烤鸡肉、辣椒洋葱段和沙拉，但是我女儿的耳朵感染了，我一下午都耗在了儿科医师的办公室，看完病又排队等药。回到家已经晚上 6：30 了，那时候不可能再开始切洋葱段了。只能开一罐玉米罐头，用微波炉热个速冻素汉堡。记住，一定不要叫比萨，还是选择符合明线饮食法的简单速食吧。就算你没有孩子，不一定什么时候，也有可能遇到意料之外的情况，理智的做法就是把提前定好的食物换成简单一些的东西。这是没问题的。

3. 有时候，由于某些社会因素，你不得不临时改变要吃的食物。但是，弄清楚什么时候调整食谱和怎样调整，也是需要智慧和观察能力的。从前如果我和丈夫在家宅了一整天，傍晚的时候我丈夫会说："想不想吃墨西哥餐？"我会毫不犹豫地说："想。"我在墨西哥餐厅吃符合明线饮食法的东西，已经好几年了。对我来说，在墨西哥餐厅吃饭前最后一秒改变我的食谱是可行的，也没问题。注意，我不会每天都这样。刚踏上明线饮食法之旅那几年，我并不会像这样最后一分钟才改变食谱。我吃的都是自己承诺要吃的东西，可能会把和丈夫第二天或周末出去吃一顿写进计划，这样就能提前做出承诺了。我花了很久，才重新赢回了可以在心血来潮时选择食物的权利。尽管如此，即便是刚开始使用明线饮食法的那段时间，如果我和女性朋友逛街，因为一些我无法控制的因素，我们不得不在餐馆用餐。当然我就要在外面吃一顿饭。最重要的是，不要不吃饭，否则可能会为破坏者敞开大门，说服你接下来多吃一些。

饿与饱

　　我想跟你谈谈两头常见的怪物，它们可能会让你的明线饮食法方案脱离正轨；我也要告诉你怎样与它们交朋友。第一头怪物是"饥饿"，第二头是"饱"。我认为饥饿和饱都不是紧急情况，只是两种感觉而已。你会慢慢习惯它们，也会从一定程度上适应这两种感觉。

　　很多人在开始用明线饮食法之前，吃得太多太频繁，以至于上一次生理上有饥饿感已经是很久以前的事了。在为数不多的几次真正觉得饿的时候，他们也立刻找到了吃的，解决了"问题"。

　　现在，在明线饮食法的世界里，我们不会这么做。我们会等到饭点再吃东西。所以完全有可能还没到下一顿饭的时间，你就饿了，特别是在使用减重食谱的阶段。这个阶段，你吃的东西不够满足你的新陈代谢需要，这样才能燃烧你储存的脂肪，使你减下体重。在这种情况下，你绝对有可能感到饿。

　　也确实有人在使用明线饮食法的减重阶段，从来没有饿的感觉。有人表示饿的时间基本上很稳定，为用餐前的一两个小时。每时每刻都觉得非常饿的人很少。但是不管你属于哪一种，饥饿绝对不算是紧急情况。它只是你身体中一种有趣的感觉。但是如果你不这么认为，饥饿会让你觉得有点儿惊慌，我鼓励你分析一下原因。可以在日记上分析，或者试着与饥饿的感觉交朋友。饥饿带来的痛苦并不算难以忍受，甚至有点儿可爱，就像身体在抱怨似的。好像胃里有点"痒痒"。饥饿的感觉通常会消失不见，这就是其迷人之处。过了 15 分钟或半个小时之后，你就完全不饿了。并不是因为吃了东西才不饿，而是因为饿的感觉会来也会走。通常一杯水或一杯花草茶这样简单的东西就能把它送走。所以我鼓励大家用不同的方式去看待饥饿的感觉。把它拟人化。问问自己，为什么它让你那么害怕，然后看看会发生什么。

　　饱是饥饿的表兄。现在，假设我很喜欢吃得非常饱。在使用明线饮食法之前，感恩节时把肚子吃得圆滚滚的感觉让我觉得很舒服，但是在帮别人减肥这么多年之后，我了解到有的人吃得太饱会觉得很难受。有的人表示，明线饮食法规定的食量就足以让他们产生那种不舒服的感觉了。如果你得过贪食症，或者太饱的感觉会让你很难受，那么你就要把食谱中的分量减少一些。

　　再重申一遍，我希望大家可以和这种不舒服的感觉待在一起，试着跟它交朋友，接受它，把它写到日记里分析。饱的感觉到底哪里让你觉得害怕或难受？它给你带来了什么？

　　过去，你对饥饿或饱的反应可能不能最终满足你的最大利益。现在正是改变这种情况的好时机。

关于食物的想法和咒语

同样，你也能改变自己对世上无处不在的"别人的食物"的看法。咒语很有效。咒语指的是我们用自己的智慧编出来，灌输到思想中，需要的时候念出来的任何短语。在开始明线饮食法之旅中，我有三个这样的短语，而且非常有用。第一个咒语是："什么都别吃。不管是什么，不吃就行了。"当然，我指的不是厌食，而是不在食谱上的东西一口也别吃。如果我需要度过一个艰难的下午，开车或走路时还会路遇一些诱惑我的食物，那么重复这个咒语会让我感到安慰。"什么都别吃。不管是什么，别吃就行了。"

第二个咒语在派对上有人让我吃东西的时候非常有用："这不是我该吃的东西，它们对我来说就是毒药。"当然，我不会大声说出来，只是默默地对自己说。接着，我会把这些食物想成致命的毒药，而不是美味的大餐，这样很有用，而且也是事实。对我来说，这些食物确实会毁了我的生活，也会毒害我的身体，让我满脑子都是吃东西的欲望和对食物的痴迷。它们会挫伤我的自尊心，让我觉得恶心。如果我还像以前那样吃这些东西，可能会早死几年甚至几十年。对我来说，它们就是毒药。

第三个咒语是："感谢上帝，这不是我该吃的东西。"如果你不愿意说神灵，也可以说："谢天谢地，这不是我该吃的东西。"或直接说："这不是我该吃的东西。"在我们的在线支持社区中，这条咒语被改编成了我们常说的一句话："不是我的菜。"有时候会直接缩写成 NMF[一]。不必全拼写出来，写 NMF 就行，不用为它多花时间。

这些咒语事关内心坚韧和 NMF 的大局层面的讨论，而且我认为这样的讨论很有必要。我给大家讲一个故事，大家听完就知道是什么意思了。那时候我在澳大利亚悉尼，已经使用明线饮食法 6 个月了，还剩 5磅（约 2.3 千克）就到目标体重了。我的甲状腺功能减退很严重，而且治疗不得当，因此觉得筋疲力尽，于是吃东西的欲望又找上门来了。我

　　[一] 不是我的菜（Not my food）的首字母缩写。——译者注

整天都顽强地与进食的欲望斗争，几乎每天如此。在那之前，我的斗争都还是成功的。直到有一天，我在公交站等车，要去新南威尔士大学，当时我是那里的博士后研究员。我站在一家咖啡店前，店里橱窗中放着蛋糕，上下摆了好几层。如果我需要乘这路公交车，通常会选择走到下一站乘车，是在一家书店旁边，在那里就不必站在蛋糕前等车了。

但是我那天真的很累，还很想家，所以就允许自己隔着橱窗玻璃看一会儿蛋糕。而且不是简单地看看，是仔细地观察。我幻想着这个尝起来是什么味道，那个闻上去怎么样，如果要我吃一个的话会选哪个。在我心里，这完全都只是假设。我甚至告诉自己："很安全，因为我不会吃的。只是看看而已。"

后来我上了车，去上班了。第二天，我又在那站等车，而且我进了蛋糕店，买了个蛋糕。吃完一个之后，我没有罢休，又吃了很多个。于是，我减下去的体重又都长回来了，为此我哭了 3 个月，但事情还没完，我的衣服在 3 个月内从 4 码（相当于 S 码）涨到了 24 码（相当于 XXXL 码）。那段时间是我这辈子最痛苦的时光，我吃得想停都停不下来。

不过，几个月后，我重拾减肥计划，把多余的体重都减了下去，并且从那以后一直保持着苗条身材。从那段经历中，我了解到想法的力量竟然那么强大。仅是在脑子里幻想食物，都会产生不可想象的后果。我只要发现自己的思想中出现了不该吃的食物，就会马上把这些想法赶走。"这不是我该吃的东西。它们对我来说就是毒药。什么都别吃。不管是什么，不吃就行了。"

书立法

本章结束之前，我想告诉大家一个小技巧，在担心自己可能会吃不在食谱上的东西时，这个技巧可以帮你处理棘手的情况。包括开始使用明线饮食法之后第一次去看电影、在到处都是美食的地方买东西、参加婚礼或去朋友家吃晚饭。懂我的意思了吧。如果你知道自己将会面临这样棘手的情况，我推荐你使用一种非常有用的工具——书立法。书架上一排书的两端都会有书立，对吧？所以，如果用书立法记录一件事，就会像下面这样。

　　比如说，你遇到的棘手的情况是婚礼。参加婚礼之前，你可以给自己的伙伴发条短信，或者在明线饮食法在线支持社区发个帖子："今晚我要参加个婚礼，我很担心，因为从前我参加婚礼，都会吃不在我现在食谱上的东西。我觉得自己可能受到诱惑，但是我心里记着紧急情况行动方案，我向大家承诺，如果觉得自己被诱惑了，我就会使用紧急方案。"

　　在婚礼结束后，你再回到在线支持社区或再给伙伴发一条信息，说："我成功坚守了明线。感觉超棒！感谢大家的支持。"

　　提前知道自己要使用书立法处理一件事，即结束之后要在明线饮食法社区或向伙伴汇报自己的战果，这样能帮你渡过难关。

案例分析：梅格·克奥尔（Meg Queior）

最高体重：261磅（约118.4千克）

目前体重：125磅（约56.7千克）

身高：62英寸（约157厘米）

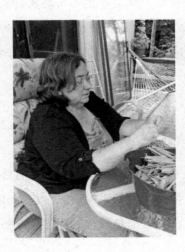
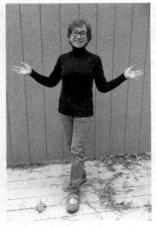

我儿时的记忆很多都与食物有关。刚记事的时候，有一次我偷偷走进了祖母放食物的屋子，从袋子里拿了好多块红糖吃。童年后来的日子里，我清楚地记得食物让我感到安慰，也可以缓解我的焦虑。十几岁时，虽然我只是轻度超重，但还是吃了减肥药，试过西柚减肥法。减肥的需求深深扎根于我的自我意识之中。

到了20多岁，我开始做极端的尝试，比如一天只喝一罐酸奶。靠这样，我确实减下去了五六磅，但是根本保持不了，想想也知道不可能。三四十岁这段时间，我的胃口越来越大。我尝试过市面上所有流行的减肥法和减肥计划：慧俪轻体（去过很多次）、普里蒂金饮食法、阿特金斯饮食法、地中海饮食法、珍妮·克雷格减肥中心（终身会员），甚至还参加过十二步骤治疗法小组。你能想到的我都试过。我减下去的体重很少，维持的时间很短，不久就全部反弹，甚至更重了。

到50多岁时，我的体重已经涨到200多磅（90千克以上）了。我开始服用降压药，活动能力越来越差，需要进行双侧膝关节置换手术。我完全失去了希望，感觉永远不会找到解决我的饮食和体重问题的方法了，直到有个朋友把苏珊在做的事介绍给我。别的方法都帮不了我，甚至连十二步骤饮食计划都不行，但是明线饮食法可以。对我来说，明线饮食法的意义在于解释了食物上瘾背后的大脑科学原理。苏珊并不只是告诉我该做什么，她也为我解释了为什么要这么做。对我来说，这才是最重要的。在使用明线饮食法之前，我觉得自己是一个吃糖上瘾的人，当然这只是比喻，但没想到竟然被我说中了。

明线饮食法就像奇迹一样。坚持了一周，我对食物就不再有渴望了。苏珊介绍的方法里的每种工具，我都用了起来，使其成为自己的武器。我的体重开始稳步下降。现在，我吃的东西完全不会让我觉得饿。我很享受每顿饭，很满足，也很感恩，我会继续坚持的。

减下去85磅（约38.6千克）之后，我偶然看到了一张照片，是我最胖的时候拍的，真是意想不到啊。我意识到，过去在工作中有很多不愉快的事情，让我无法全身心关注自己当下的现实状况。我敢肯定，大家都有这种感觉，虽然在一定程度上，我知道那对我来说是负担，但在我最胖的日子里，照镜子时都看不到自己身上到底长了多少肉。受到那样的现实打击，让那时的我觉得很不愉快，也让现在的我认清了自欺欺人和食物上瘾相互纠缠的复杂状况。

达到目标体重时，我的体重只有开始时的一半了。我减重慢，但是很稳定，所以过程有点儿久，不过没有关系。这次旅程意义深远。我觉得很多方面对我来说不困难。过程也不痛苦，每天不用费很多力气就能完成计划。我的健康状况也得到了全面改善：我不用吃药了，血液循环恢复了正常，血压也降下来了，而且我的活动能力不断进步，每天都有小惊喜。

近来，我总是会回想胖子梅格，她是谁，有什么感觉。重要的是，我很珍惜她，不会拒绝或否认她。我也不再对她评头论足。我在学着关爱自己，不管是从前胖胖的我，还是现在瘦下来的我。现在我65岁，身材正常，生活在我面前慢慢展开，是那么丰富、令人满足和让人惊喜。我对生活充满热情，过去几十年都没这样过，而且这也是我这辈子第一次与食物和平相处。我相信，明线饮食法在拯救我的生活。我发自内心地深深感谢明线饮食法。

第12章

CHAPTER12

餐馆、旅行及其他特殊场合

　　明线生活需要足够有弹性、足够灵活，才能让你在现实生活中坚持一辈子，并做出最少的牺牲。我本人非常喜欢社交活动。我会去外面吃饭，与我有同样信仰的人一起庆祝各种节日，不管是因为工作还是休闲，我都会经常出门在外。不过，我绝对会遵守明线饮食法。鱼与熊掌可以兼得。不过，要做到这点必须做一些准备和计划工作。本章我们要讲的，就是不在家时怎么过明线生活。

餐　馆

　　说实话，我建议，可以的话，刚开始的一个月还是不要出去吃了。你在冒险踏进餐馆之前，还是先养成明线饮食的习惯比较好。出去吃完全没问题，但总是比在家吃难控制一些，主要是因为你不会把食品电子秤带去餐馆，吃的量就得目测。对有些人来说，要做到诚实目测出用餐量，而不是趁机多吃一些，可能是一个持续性的挑战。

　　要让自己在餐馆里不多吃，就需要非常坦诚。如果你一周好几餐都吃得量很大又很油，那么你会一直胖下去，根本上还是很痛苦，所以很有必要早点学着在餐馆里也吃得清爽。不要骗自己。

　　你应该仔细选择要去的餐馆。如果可能的话，先提前上网看看菜单。你的目标就是对应书中的食谱，在餐馆菜单上寻找自己可以吃的东西。比如说，你还处在减重阶段，使用的还是减重食谱，那么晚上就应该吃蛋白质、一份煮过的蔬菜和一份沙拉。如果你选择吃肉，那么去牛排餐厅应该不会有错，这三种东西应该都会有。在外面吃饭时，如果有一种类型的食物餐馆里没有的话，有时你也可以有限地替换一下食物。比如"农产品可以替代农产品"：如果没有烹饪过的蔬菜，可以换成生蔬菜，没有水果的话可以换成蔬菜。吃午饭时，如果餐馆里不卖新鲜水果，可以换成沙拉。不管怎么样，如果你已经达到了目标体重，餐馆里没有能吃的谷物，那么这一餐就别吃谷物了。

　　在点餐的时候也要仔细。告诉服务员你不吃面粉和糖。在点沙拉的时候要求不要加面包块和芝士，油和醋要单独放开。如果不确定沙拉里有什么，一定要问清楚。要求他们把食物简单处理即可，不要放酱汁。鱼肉或者鸡肉也不要沾面粉或面包糠。

　　有时候，你可能需要把食物退回去重做。我29岁的生日，也就是刚开始这样吃东西几个星期的时候，我和我丈夫在纽约度假。当时我们在曼哈顿的小意大利区，到处走走想找一家不错的餐厅。意大利餐馆门前，操着意大利口音的男子一个个都甜言蜜语，想拉我们进他们的餐馆吃饭。我俩看了很多家店的菜单。我选了一家有卖我最爱吃的智利鲈鱼的店。我点菜点得很小心。我也告诉了服务员我不吃面粉和糖，让他把鱼烤一下，但是不要蘸面粉。过了很久很久，我点的食物才上桌，我俩走了一整天，上菜的时候我觉得自己非常虚弱，也很饿。结果让我失望，也让我丈夫感到怀疑，我点的鱼竟然整个都裹在面包屑里。通常情况下我会为自己辩护，但这一次，我丈夫对他们犯的错感到震惊，说："她说了一点面粉儿都不能吃！"结果服务员说："这不是面粉！这根本不是面粉！这是面包。"一想到那天晚上的事，我就会忍不住笑。但是那时候我并不觉得有趣。现在有很多人在生活中是不吃麸质的，所以一般很少有人会在这个问题上弄错。我的经历可以引以为戒，你一定要清楚地说明哪些东西你可以吃，哪些不可以吃。

在你点的菜上来之后，你应该先目测一下分量再吃。一般来说，沙拉和蔬菜的量会不够，而蛋白质会太多。你要召唤出最高尚、最诚实的自我来清楚地估计出分量。然后把一份肉分一下，留下4盎司（女性的分量）或6盎司（男性的分量）。把多余的部分从盘子里剔出去，放到小盘子里。没有空盘子的话就要一个。

为了让自己在餐馆吃饭的时候诚实，我还会用一个小技巧，就是想象自己在参加食物称重大赛，就像美国州级展览会上比赛"猜罐子里有多少软糖"一样。如果在比赛的时候猜分量，为了猜对，我会非常努力。因为我想赢得比赛。在餐馆吃饭时，我会想象自己努力尽可能把预测的重量弄到最准确，这样我"猜的答案"就能胜出。

在集中训练营中，我有时间也有足够的"篇幅"讲解每种风格的食物，但简单来说，在墨西哥、中国、泰国、日本、印度餐馆，甚至意大利餐馆都能找到符合明线饮食法的菜。以下是我的一些建议。

在墨西哥餐厅吃饭，找一个放卷饼的碗来代替玉米饼很容易，然后就按照你食谱上的食物种类往里夹东西就行了。估计出要夹的分量依旧是最困难的，要想简单一些的话，可以只点一份蛋白质，再多点一些煮过的蔬菜、萨尔萨酱、玉米和生菜等。因为如果是午饭的话，你要把6盎司水果和6盎司蔬菜改成12盎司的蔬菜（如果是晚饭的话，就要把6盎司蔬菜和8盎司沙拉改成14盎司的蔬菜），你大可以让他们把你那没满的卷饼碗装满，只要是农产品就行。然后再点一些牛油果酱和（或）酸奶油，算作这顿饭的脂肪。就是这么简单！如果你去的是坐下来吃饭的墨西哥餐厅，选铁板烧应该不会出错，千万别吃玉米饼。当然，还是只能点一种蛋白质食物。如果你点的是鸡肉铁板烧的话，不要加芝士和豆子。

在中国或泰国餐厅的话，可以点蔬菜和肉或豆腐，但是一定要仔细说明酱汁里不要加糖、面粉或玉米淀粉。我发现亚洲风味餐厅里的一盘食物一般正好就是一顿饭的量。

　　日本餐厅中的很多食物都隐藏着糖，例如沙拉酱汁里可能会有糖，但是他们又不提供单独放的油和醋，所以要么就不要沙拉酱汁了。寿司的饭里也有糖，不过要是你已经开始采用保持体重的食谱了，也可以点一份生鱼片加一碗白米饭。如果你不爱吃生鱼片，毛豆也是不错的蛋白质食物。日餐里有种配菜叫 ohitashi，其实就是水煮菠菜，这可以当成蔬菜，但是点的时候不要酱汁。如果店里有炭火烧烤，那你要吃的就都有了，因为烧烤就包括了蛋白质、蔬菜和米饭（保持阶段的减肥者可以吃），也通常会有沙拉（让店员把酱汁单独放在旁边）。一定要仔细说明，烧烤的时候不要用照烧酱，因为含糖。

　　印度餐厅没有问题，特别是自助午餐，但是他们的食物会比你自己在家做的油一些，所以减重阶段还是不要常去吃了。不要点咖喱，因为里面有糖。如果你吃素，那么蛋白质可以点 dal（扁豆汤）或 chana masala（炖鹰嘴豆），如果你是吃肉食，印度餐厅也会有鸡肉、山羊肉、羔羊肉或牛肉。也有的菜式是蔬菜。如果你还处于减重阶段，就不要点加土豆一起做的蔬菜。

　　我指的意大利餐厅，并不是吃比萨的地方。别去吃比萨的地方，除非那里也卖各种沙拉。可以点烤鱼、鸡肉或牛排，配菜选蒜蓉菠菜和沙拉。

　　有两句话，可以作为你外出吃饭时的咒语：“少即是多”和“如果不确定能不能吃，还是别吃的好”。这样说的目的就是让你在餐馆放松下来，而不是事后再回想自己吃了什么。如果发现自己吃完之后还一直想着刚才那顿饭，那就是因为你的内疚感在困扰着你。那就在日记里分析一下这件事，或者和你的智囊团或伙伴讨论讨论，想清楚下次遇到这种情况时应该做出怎样不同的反应。准备一个“下次，我会……”的应急方案，帮助你控制今后类似的情况。比如说：“下次点铁板烧时，我会要一个空盘子，把吱吱作响的肉和蔬菜装到盘子里吃，那样的话我就不会被诱惑着用勺子把腻腻的油都舔干净。”

旅　行

如果说使用明线饮食法的人在旅行中有一条必须遵守的法则，那就是提前计划。俗话说得好：如果你连计划都做不好，那就等于计划着失败。千真万确。这句话的反义也没有错。如果事前能稍微筹划一下，那么旅行就会变得简单而愉快。使用明线饮食法时，我会用以下几种方式提前做计划。

提前打电话

如果我要入住一家酒店，会提前打电话确认房间里有没有微波炉和冰箱。没有也没关系，但是会影响我准备带的食物。如果你是去参加会议或和一群人一起旅行，提前打电话确认酒店每顿饭会为你提供什么。午餐会不会只有盒装三明治？这可不行。如果是自助沙拉，提供各种蔬菜和豆类，那你很容易选出符合明线饮食法的食物。只要给餐饮负责人或活动策划者打几个电话，你就能知道是否需要自己带吃的，要带多少。很多时候，他们也很乐意特意为你准备你要吃的东西。打过电话你就能放轻松了。

住宿

我对住宿有自己的要求，喜欢住在可以做饭的地方。爱彼迎（Airbnb）已经有了专门为明线饮食群体设计的住处。很多酒店式公寓里都会有小厨房。或者你住在亲戚朋友家，就可以用他们的厨房了。酒店也可以住，当然有厨房更好。

路上解决早餐

旅行时，我一般会打包自己的早餐。我只是觉得用自己不用思考的一顿饭开启新的一天会更好，我需要为在外面吃午饭和（或）晚饭留出精力。旅行的时候我都会带上食品电子秤。我也会带一些在家称好的原料。旅行时，我最喜欢的蛋白质食物是 2 盎司（约 56.7 克）一小袋的混合干果，有坚果、烤毛豆和烤鹰嘴豆（男性需要 3 盎司，约 85 克）。在酒店吃早饭时，我会吃一小袋上述的干果，1 盎司（约 28.3 克）的麦丝卷，以及从一份家里带来的水果，通常都是一个苹果，因为很好带。如果有微波炉和冰箱，你想带燕麦片和煮熟的鸡蛋，也都是不错的选择。

每顿饭都带着

我有很多次周末出门参加会议，或参加为期四天的活动时，不想每顿午饭和晚饭都在酒店餐厅里解决。因此，我就把所有要吃的食物都带着：蔬菜、蛋白质、谷物，全都带了。这种方法很可行。有人可能会因为心脏状况和胃食管反流而对油和盐非常敏感，那么带每顿饭也是一个很好的选择。

要把食物都带着主要有两种方法。第一种方法是把所有的食物都称量好，每餐分别装进特百惠⊖餐盒里。这种方法在自驾游中，车里带着冷藏箱时用是最好的。开到了酒店之后，把冷藏箱推到大厅，从制冰机里取点冰补充上，冰化了就用排水接管把水排掉。

坐飞机出门的时候，带的食物就放在原来的包装里，不用称量好，把食品电子秤带上就行，再带一些旅行用的食物容器。到了住的地方再称。

一顿饭都不带

旅行的时候什么都不带也是可行的，尤其是如果你在使用明线饮食法时经常旅行，已经熟能生巧了。可能你就决定相信自己。我总是这么做，而且效果也都挺好的，因为我总是出门旅行（自从使用明线饮食法以来，我已经旅行过 100 多次了）。我会想尽各种方法找到一顿符合明线的饭，我在内心深处相信自己能做到。我不会屈服，他们准备什么就吃什么，就算食物里含糖和面粉，就算不是饭点。我不会让自己这么做的。就算一天快过完了，我的意志力已经非常薄弱，所有事情都一团糟，租的车坏了，行李丢了，该吃晚饭了但眼前只有比萨，我也不会违

⊖　一个塑料保鲜容器品牌。——译者注

反明线饮食法。

　　我已经学会了坦诚和对自己信任，但是要做到这点确实需要时间。如果你才刚开始使用明线饮食法，我不建议你在不清楚哪里可以吃到符合明线饮食法的食物的情况下就出门旅行。这很不理智。该做什么还是要做的，一定要保护好你珍贵万分的明线计划。这肯定是值得的。就算你成了旅行老手，如果生活中还有别的压力来源，你可能也会想在旅行时用回比较谨慎的方法。我最近就经历了这样的情况——明线饮食法运动发展迅速，忽然间我发现自己的时间要用来面对几十名员工和上千名减肥者，还要弄清楚复杂的在线技术：我从来没有经历过这样的情况，我的意志力受到了决策疲劳的影响。因此，旅行的时候，我不能让自己总在外面吃东西。我又开始用最基本的办法，提前打电话问好酒店会提供什么食物，而且为了确保在旅行中不用为吃饭做任何选择，我必须付出加倍的努力。去餐馆的时候，我也要带着电子秤，就算在家附近的餐馆也这么做。最开始这么做看上去可能有点奇怪，但是我保证，根本没有人看你。查看我推荐的旅行用食品秤，可登录 http://Book.BrightLineEating.com。为你之后可能会出现的意志力缺口提前减轻负担是值得的。提前计划好。

坐飞机

　　如果知道自己饭点时在飞机上，我都会带好要吃的东西。我不信可以在飞机上吃到符合明线饮食法的饭菜。美国运输安全管理局允许将食物带上飞机。但是如果你要过海关的话，可能不可以把食物带下飞机。因为水果和农产品是不进不了其他国家的。

　　美国运输安全管理局不允许带液体或凝胶。所以别带酸奶，因为它算是"凝胶"，也不要用小盒带沙拉酱汁，可以把它直接拌到沙拉里。

旅行中好带的植物类食物

　　蛋白质。把坚果、植物种子、烤鹰嘴豆和烤毛豆（也叫大豆）装在小塑料袋里，旅行时就很好带。现在市面上也有真空包装的这类食品，如印度口味酱汁拌的鹰嘴豆，跟你在印度餐厅吃的一样，要说牌子的话，可以选 Tasty Bite 牌。直接撕开加热就可以，是非常不错的食物。不过开袋之后需要冷藏。真空包装可以直接装进行李箱。

谷物。如果你在使用体重保持食谱，午饭和晚饭要吃谷物。Seeds of Change 牌的藜麦糙米饭可以直接在微波炉里加热。如果没地方加热，也可以直接吃（所以最好还是提前打电话确认酒店房间里有没有微波炉）。真空包装的东西不用冷藏，也不会漏，所以旅行时带它是最理想的。小袋的即食麦片也是理想的选择，如麦丝卷、Uncle Sam 牌天然谷物、Ezekiel 牌谷物、Fiber One 牌谷物。你也可以带小包的燕麦片。

蔬菜。蔬菜不太好带，因为通常都很重，也可能很占地方，不过袋装的小胡萝卜或甜豌豆不错。你也可以把西蓝花或其他蔬菜切成手指大小，装在袋子里。

脂肪。半磅装的坚果或植物种子是旅行时最好带的脂肪食物了。

旅行中好带的肉类或乳制品

你可能觉得肉和乳制品并不算旅行时好带的食物，但确实有一些还挺好带的。最经典的例子就是煮鸡蛋。就算没有冰箱也可以保存很久。你可以煮上一打（12 个），那就是你 6 顿饭（如果你是女性的话）或 4 顿饭的蛋白质了（如果你是男性的话）。把煮完的鸡蛋晾干，放在小袋子里，直接装进行李箱或随身携带的行李里。芝士也是一个不错的选择，特别是那种一小条一小条包装好的，一份一般正好是 1 盎司。女性一顿需要两条，男性需要三条，芝士是旅行时好带又很方便的蛋白质食物，而且没有冰箱也可以放很久。真空包装的金枪鱼也不错。

食物能保存很久

刚开始用明线饮食法的时候，我搬到了澳大利亚悉尼住。住在那儿的两年里，我从旅行中学到的第一课就是，食物不会像我们以为的那样很快就坏掉。两年间我往返美国4次，还去了一次环球旅行，坐飞机的时候我把每顿饭都打包带着。有一次从悉尼回美国，因为在东京滞留了13小时，一共花了一天加直飞时长的一半之久，于是我只能坐下来吃41小时前煮完装好的三文鱼，没有用冰块、没用隔热袋也没有冰箱。三文鱼没有一点儿问题。食物并不会坏得像大家想象得那么快。我这么说不是为了提出免责声明，而是让大家用自己的常识判断。

跨越时区

我从悉尼往返美国的旅行中学到的第二课是如何在跨境旅行时安排每顿饭的时间。在家的时候，标准的用餐时间应该是7：00吃早饭，12：00吃午饭，18：00吃晚饭。基本上是每五六个小时吃一顿饭。然后一整晚都不吃东西，差不多是13小时。因此，我第一次跨境旅行的时候，就尽可能把用餐时间安排好，每隔4～6小时分别吃早餐、午餐和晚餐，空出很长时间再吃下一顿早餐。但是效果并不太好。在那段旅行时间中，我有8小时都没睡，要等那么久才能吃东西真的很折磨人。

从这次事情中，我学到了，旅行的时候，要把飞行时间全都算成醒着的时间。跨时区飞行是很累的。现在，我不会让自己坐飞机旅行的时候连续8小时、10小时，甚至13小时不吃东西了。

我自己发明了一套系统，可以算出飞越多个时区时要吃几顿饭。我指的可不是飞越整个美国，那只是跨越3个时区。如果只是飞越美国的话，一天吃三顿也没什么问题，只不过可能有两顿之间隔得久一点，另外两顿之间隔得短一些。如果你需要跨越6个或者10个时区，甚至16个时区，那就很有必要计划一下三顿饭的时间怎么安排了，因为"早饭""午饭"和"晚饭"的概念就不适用了。对你来说，昼夜就会混乱。

首先要弄清楚你在出发的那个时区吃的最后一顿饭是什么时间。我们把这一餐称为"锚定餐"。比如说，你从家里出发，坐晚上8点的航班，那么你的锚定餐就是晚饭。晚餐在起飞前几个小时的晚饭时间吃即可。另一顿锚定餐就与你的着陆时间有关了。比方你会在当地时间下午

2点到达。你应该在降落之前吃好午饭，给身体补充能量，因为接下来你要过海关，寻找去目的地的路，在新的住处安顿好。晚饭就会在到达时区当地时间的晚饭时间吃。

到现在为止，你已经确定了出发时的锚定餐和到达时的锚定餐。接下来数数中间隔的时间，每6小时吃一餐。坐飞机的时候应该每6小时吃一顿饭。如果你想把间隔时间稍微缩短一些，可以改成每5小时吃一顿，让每顿饭分布得均匀一些，或者甚至缩短到每4小时吃一顿也没关系，但是要保证飞行过程中每4～6小时吃一顿饭。

把方法也带着

有些很重要的事情，我要提醒一下大家，旅行的时候要计划着把方法也带着，而且多少带一些你要吃的食物。明线饮食法是可以带着走的，所以最不该做的就是把为你提供饮食结构的东西留在家。

比如说，我的冥想凳就是第一件要放进行李箱的东西。我也会带智能手机，上面装着明线饮食法每日伴侣，这样我就能带着晚间检查表、日记工具、感恩工具、紧急情况行动方案、伙伴和智囊团的电话，也能随时登录在线支持社区。

在当今这样空前的电子时代，不管走到哪里，都能使用上述这些让你和他人保持联系、自己保持坚强的工具。而且，自身经历告诉我，和在家的时候相比，旅行的时候这些工具更能帮助我坚持计划。旅行带来的压力很大，一天总是需要做很多事，如果我再不在思想上、情绪上和精神上好好照顾自己，意志力真的会耗尽的。我会觉得很暴躁，不能放松下来。

所以，我会带着食品秤，也会带着支持我的那些工具。不管我在世界上的哪个地方，我都会坚持这种生活方式。它会随我而行。

节　日

对很多刚开始使用明线饮食法的人来说，过节让人忧心忡忡，望而生畏。但是让我们面对现实一小会儿。感恩节也只不过是个星期四而已。只要坚持明线饮食法，哪一天都能熬过去。只要你提前计划，多找些支持你的人就可以。同一时间，明线社区里的所有人也都在努力战胜同样的挑战。我们懂你。蛋白质就吃火鸡肉，但不要蘸肉汁，再确保有一些简单烹饪、不掺杂其他东西的蔬菜吃。如果你在别人家吃感恩节大餐，可以自己做道菜给大家吃。做南瓜泥或者烤南瓜肯定会很好吃。尝试着做一份超棒的田园沙拉，看是在午餐还是在晚餐上吃，决定要不要放些新鲜菠萝。如果你在使用体重保持食谱，那么每餐都需要吃谷物，你就可以称一些土豆泥或野米[⊖]吃。如果你觉得带着秤去别人家吃饭很尴尬，那就像在餐馆里吃饭那样目测食物的量。如果你是和家人一起吃饭，而且他们知道你在使用明线饮食法，那就带着电子秤，尽管用，这样你才能获得平静。

实际上，传统的感恩节大餐完全能让你遵守明线饮食法。总能有你可以吃的东西。最棘手的部分就是用餐的时间。除非你觉得 15：00 吃午饭（或晚饭）没什么问题，不然最好还是跟主人商量商量，看能不能把吃饭时间放到 13：00 或 17：00——找一个更符合午饭或者晚饭的时间。

如果你在想："不可能的。我肯定做不到的，反正感恩节肯定不行。"别人也是这么想的。听我说，我办的第一届集中训练营是 10 月开始的，但是每个人都熬过好几个节日，减下了肥。美国国家体重控制登记处的研究表明，周末和节日也能够坚持食谱的人承受的压力比较少，减肥后反弹的可能性也比较小。[1]你要是想变瘦，而且不想再胖回去，那在特殊场合也需要坚持明线饮食法。这没有你想象中那么难。只要第一次遇到节日的时候能坚持食谱，安然度过，你就会感觉很棒，只是你身边的人会觉得很痛苦，因为他们吃得太多了。他们会抱怨、发牢骚，或者瘫倒在沙发上，而你却感觉棒极了。你甚至还可以把他们抛下，出去轻快地散个步，或者帮忙洗个碗。

⊖ 即菰米。野米是中国进口美洲菰米的翻译叫法。——译者注

根据我个人以及集中训练营中好几百人的经验，有一件事我要警告大家，对食物上瘾的人也许能够成功熬过节日、假期或重大事件，但是之后，一个人在家的时候，可能大吃大喝"奖励"自己。我们称之为"复食"，真有这样的情况。旅行、派对或者节日过后，是你最该保持警惕、高度警戒的时候。

特殊场合

在婚礼、生日和其他特殊场合根据明线饮食法吃东西就比较简单一些了。你知道自己该吃哪些东西，要照着食谱吃。关键就是搞清楚怎么弄到这些东西。

凭经验讲，第一条原则就是时刻记住自己的用餐时间。比如，婚礼在19：00开始的话，你大概就可以猜到，不到21：00是吃不上晚饭的，但是对你来说21：00太晚了，所以最好还是在去参加婚礼之前就吃完晚饭。如果别人问你为什么不吃东西，简单一句"哦，平时这个时间我从不觉得饿"就够了。如果你参加的是15：00的生日派对，那么就不要在那里吃东西，确保晚饭前能赶回家，但是要在车里备一份打包好的晚饭，以防你最后决定晚点回家。

如果活动正好是在正常的饭点开始，那就务必提前计划好在那里吃饭。给负责准备食物的人打电话，坦白地跟这个人详细讨论一些菜单上会有哪些食物。如果是参加婚礼，就要问到酒席承办人的姓名并给他打电话。酒席承办人通常都会给有特殊需求的客人安排好饮食，因为这是他们的工作。现在，很多人都有特殊的饮食需求——麸质过敏、原始饮食、糖尿病饮食需求等。相信我，酒席承办人已经习惯了。问清楚他们会提供什么，并且请他们准备你需要吃的东西。

参加活动的时候，要提醒自己把注意力放在人身上，而不是食物上。你可以尝试一个小游戏：看自己能不能认识三个新朋友，记住他们的名字，了解每个人两件有趣的事。回家路上可以测试一下自己有没有完成。认识新的朋友会让你更加享受这一晚，你会对此感到惊奇的。

　　既然你已经开始了明线饮食法，我也鼓励你把注意力放在参加这个活动的过程中让你觉得享受的事情上。你是不是穿上了已经很久都穿不下的裙子？跳舞的时候没有害羞？遇到陌生人的时候更自信了吗？很多使用明线饮食法的人都说，他们过节或出席特殊场合的时候，最喜欢的就是觉得自己真的有事情值得庆祝——他们的新生活。

案例分析：纳森·登金（Nathan Denkin）

最高体重：235 磅（约 106.6 千克）

目前体重：155 磅（约 70.3 千克）

身高：72 英寸（约 183 厘米）

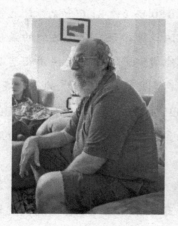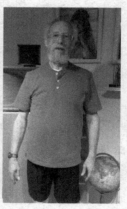

　　我是那种天生就瘦的人，虽然看上去让人羡慕，但坏处就是坏习惯悄悄盯上了我，并且最终赖上了我。我发现这一点的时候已经 235 磅了，几十年来我吃的东西真的都很不健康。比萨、冰激凌、加双份培根的芝士汉堡，这些我都喜欢。我被诊断出患有克罗恩病◯的时候，医生开的糖皮质激素处方让我胖得更快了。椎间盘和脊椎问题越来越严重，我不得不放弃燃烧卡路里的各种活动。

　　◯ 也称局限性回肠炎，是一种原因不明的肠道炎症性疾病，在胃肠道的任何部位均可发生。——译者注

　　66岁那年，我被查出患有冠心病。我当然深受刺激。6个月后就减到了183磅（约83千克），但是又过了6个月，我又反弹到了200多磅（90千克以上）。我当时觉得自己特别蠢，虽然我一直都觉得自己很聪明。小学的时候我跳了一级，高中和大学都是尖子班的；我有加州理工学院的物理学博士学位，还在贝尔实验室[一]工作。但是在选择食物方面，我就像一个低能儿一样。我知道已经伤害了自己的身体，一辈子都得带着这些伤害生活。

　　67岁时，我知道了明线饮食法。从很多方面来看，明线饮食法带给我最大的好处就是终于让我明白了为何过去减肥之后总是无法保持住。也许这听上去不算什么大事，但如果你很久以来都无法接受自己选择的糟糕食物，那么弄清楚做出这样的选择背后的原因对你来说真的很重要。我在使用明线饮食法之前，减到180磅（约81.6千克）就已经是很难达到的目标了。我很惊讶，这种方法能够按照我需要达到的最佳健康状况最终制定出目标体重。这个目标能实现吗？根本无法用语言去形容。我的血压下降得太多，弄得我不得不停用治心房颤动[二]的美托洛尔[三]。用于稀释血液阿司匹林的用量也从325毫克减到了81毫克。现在，医生问明线饮食法比问我的健康状况还要多！最棒的是，我的精力比以前好多了，所以我睡得很好。

　　我本身是一名科学家，对我生活改变最大的就是找到了问题的答案，而且我从前没有意识到自己有这些问题。可能这是我这辈子第一次了解了自己，也知道了为什么从前就算那些食物会损害我的利益，我还是会选择。

　　快乐、苗条而自由不仅适用于我的体重和饮食问题，这个方法也告诉我如何让自己过得更开心、更健康。

　　[一] 美国一所著名的实验室，自1925年以来，共获得超过2.5万项专利、8项诺贝尔奖（其中7项物理学奖、1项化学奖）。——译者注
　　[二] 简称房颤，是最常见的持续性心律失常。——译者注
　　[三] 一种药，用于各种治疗心血管系统疾病。——译者注

打破了明线怎么办

你可能认为不该问会不会打破明线，而是问什么时候会。不过，我认识的很多人都坚持了三四十年，从来没有越过明线。一旦明线饮食法成为你的生活方式，就绝对不需要去打破它。再也不需要打破。过好每一天就好。

这是我想强调的一点，因为人们总是觉得不太可能多年坚持食谱，一点儿也不偏离。不是因为你太极端，只是因为这真的可以做到。是否记得第7章我们讨论过长久形成的习惯不会耗费我们的精力，就像年复一年每天坚持刷两次牙一样？这两件事是一样的。

实际上，我想把这个类比的范围再扩大一些，因为我认为这样可以说明问题。很多人都是每天都会刷牙，一天两次。而且，虽然我知道大家都认为刷牙是一件值得去做的事情，但应该不会认为它是我们活得开心、健康又卫生的基础。我也不会想到如果偶尔不刷几次牙，会发生什么严重的悲剧。但我们就是日复一日、每天早晚忠实地坚持刷牙，因为：第一，我们觉得刷了总比不刷好；第二，习惯养成之后，要坚持就很容易了。

明线饮食法带来的好处可远远不止清新的口气和健康的牙龈。对很多人来说，坚持这个计划中的基本习惯能带来一连串有力的变化。数十年来长在身上的顽固脂肪不见了；不需要用药了；精力充沛了；慢性健康问题消失了；自信心也增强了；心中充满平静的幸福。你会在百货商场的更衣室里偷偷跳起舞。衣柜可以大清理了。迎接黎明的是睁得大大的充满感激的眼睛。

对许多人来说，这些变化的背后也藏着恐惧：也许就算只是偏离了一次明线饮食法的食谱，就会让整个饮食结构崩塌成碎片，把我们打回起点。这种不确定性让人费神，更糟的是，这样的恐慌让人无法正常生活。不管是否有效或合理，这种恐惧就像一种磁力，让我们的叉子与任何不在食谱上的食物相互排斥。我们知道，满足暂时的口腹之欲是不值得的。

当明线饮食的习惯像刷牙一样变成了自然而然的习惯时，我们就可以不费力气地在大多数时候都坚持下来。这很简单。凌晨坐飞机？别担心，旅行时装食物的小袋子前一天晚上已经称好重，可以放进背包了。周五参加婚礼？最好今天就给酒席承办人打电话，安排好要吃的东西。自驾出行？很好玩！冷藏箱已经装好。你的行程中已经安排好了每4～6小时一次的明线餐，就在高速公路服务区的露天饭桌上吃。

因此，有了自发行为、新生活特有的健康和快乐带来的极度兴奋，加上害怕变回从前的模样，我们就能保持在正轨之上了。

即便如此，我20多年来参加了各种各样的十二步骤饮食计划，也在集中训练营中指导过上千人，但是我很清楚，有很多人早晚还是会打破明线。对于这一点，我想说：第一，这么做不值得，所以如果你还没有打破过明线，千万不要尝试；第二，把一次错误当成让自己变强大的经验，而不是灾难；第三，记住，就算打破了明线，一定是可以恢复的，只是难易程度因人而异。

自从我开始这种生活方式以来，也不是每时每刻都成功地把明线饮食法坚持了下来。我的旅程非常坎坷，我做了很多调查来研究哪些方法对我大脑管用，哪些不管用。我可以和大家分享我的经历，说明打破明线之后会发生些什么。但是说正事之前要提醒一下大家，我的易受影响度得分是 10 分，也就是对我来说，打破明线饮食法的后果比只得 4 分的人严重得多。事实上，易受影响度得分越低的人就越不太会定下目标，要求自己在任何情况下都严格遵守明线。

自从我在澳大利亚经历了蛋糕事件，因体重戏剧性反弹而痛苦之后，我最终控制住了自己的桥本氏病（即一种甲状腺功能减退症，以及肾上腺极度疲劳），又开始了自己的减重之旅。大脑第二次恢复之后，我使用明线饮食法后的体验就更加典型了——我的精力恢复到满格，对食物的欲望也更小了。体重下降的过程中，我的精力也越来越旺盛，在那之后，我不差分毫地遵守食谱，大概有两年都没有打破。

后来，2005 年 12 月 5 日那天，我正上着瑜伽课，看老师做动作示范，我忽然就晕了过去，直接倒下了，就像一棵橡树一样倒了下去。[⊖]在急诊室的时候，我的意识时有时无，这样过了很长时间，我醒了就问："怎么了？我在哪儿啊？"我的母亲就告诉我发生了什么，问完后我又昏迷了一会儿，醒来又问："怎么了？我在哪儿啊？"我的头都肿了。

据说我当时还告诉医生、护工和救护人员："我在戒毒，不要再给我用药了。"我的母亲和我的丈夫告诉我，我当时的语气很强烈。说了一遍又一遍"不要再给我用药了，我在戒毒"。

当然，我最终恢复了意识之后，感受到了剧痛。我对醒来之后见到的第一个人说："我快疼死了！为什么不给我止痛？"结果他们说："这个……是你不让我们用药的。"我就回答："太荒唐了。我现在不这么想了！"他们这才给我用了止痛药。谢天谢地。

我出院之后，做了一件怪事。我直接奔向杂货店，买了一大堆吃的，一大堆让自己放纵的食物。我的丈夫脸色铁青，因为他跟我一起经历了磨难，见证过我对食物上瘾，看我一点点变胖、一点点减下去，在澳大

⊖ 那时候我什么调料都不用，更重要的是，为了让食物尽可能简单纯粹，我连盐都不用。全家人的血压都比较低，而我并不知道，我的血压是 75/50。此外，我还有神经心源性晕厥，意味着我很容易晕倒。好几个医生给我诊断过之后得出的解决方法很简单：我吃的东西里必须加盐，而且要多加。于是我得到了教训。

利亚全部反弹，再一次全都减了下去。那时候，我已经成功戒掉糖和面粉两年了，所以知道我要放弃这一切，又开始大吃冰激凌和馅饼时，我的丈夫吓坏了。他问我，觉得自己在做什么，我固执地回答："我很饿。我要吃东西。别管我。"我不仅买了冰激凌和馅饼，还买了香烟。之后的两周半，我一直在暴饮暴食，还抽烟。几乎没有停下来。真的很糟糕。

后来，我去神经外科医生那里复诊。他问我的第一个问题就是："你是不是控制不了自己的冲动？"

我哭了起来。

原来，我倒下的速度飞快，头撞到硬木地板之后，不仅造成了头骨后部骨裂，大脑也在猛烈撞击之后又弹了回去。在反弹过程中，大脑又撞到了头骨前部，那里的结构凹凸不平，就像珊瑚礁一样。大脑前额皮层受此影响撞得很严重。那块地方就肿了起来，停在那里，彻底罢工了。

医生说："前额皮层是控制冲动、判断和决策的部位，现在它不能工作了。肿胀还有两周左右才能消下去，消肿之后，你就会发现多年来培养的良好习惯留下的路线图都还在。你会没事的。但是现在你就是使唤不了大脑的这个部分。"我当然知道前额皮层是什么，医生说的我都明白。我终于大大松了口气。

当然，看完医生两周之后，我也不再像上瘾似的吃东西了。就像电灯开关又打开了一样，我又开始称量食物，坚持明线饮食法。就很简单了。

对我来说值得一提的是，那段时间我也没有吸毒、喝酒。截至那时，我已经清醒了 11 年，也清楚地知道，我已经妥妥地成为在任何情况下都不会吸毒酗酒的人了。即使我的大脑大部分都罢工了，其余部分还是能保护我，让我恢复。

相比而言，我完全不吃糖和面粉"才"两年多。我还没能妥妥地成为在任何情况下都不会吃糖和面粉的人。有趣的是，到底要过多久才能完全变成这样的人。

同样有趣的是，在即将结束那段暴饮暴食和抽烟的日子时，某一时刻我忽然意识到，我根本尝不出食物的味道。一点儿都尝不出。我内心的小科学家非常好奇，于是我走进了杂货店，买了些东西，蒙着眼睛测试了自己的味觉。巧克力冰激凌和香草冰激凌？尝不出差别。奶酪和花生酱？没差别，味道一样。

很显然，我在这次事故中失去了味觉。

但我是否因此停止了暴饮暴食？

根本就没有。

我吃得停不下来，与是否能尝出味道根本没关系。那时我终于真正理解了多吃并不是因为食物好吃或口感好，也不是因为我们爱吃，只是因为要挠一挠大脑里发痒的地方。其实这么吃倒不如直接把糖和面粉用针筒注射进胳膊里。

那位神经外科医生证实，我在事故中失去了嗅觉，以及几乎全部的味觉。我问他还能不能恢复。他说他也不能确定。连接我的鼻子和大脑的神经元被硬生生地切断了；如果神经元连接处损伤得不严重，神经还会重新长回去，但是如果损伤得比较严重，就长不回去了（见图 13-1）。他说我恢复的可能性是 50%。

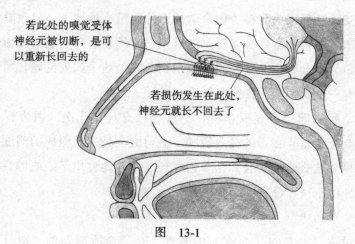

图 13-1

我很高兴地告诉大家，在接下来的几年中，我的嗅觉和味觉都慢慢回来了。但是我可能再也做不了美食评论家了，也不要问我房间里的气味闻上去是不是很奇怪。我只能闻个大概。

　　在接下来的 6 年中，我每天坚持明线饮食法，没有一次例外。我再没有在 15：00 吃小萝卜，也再没有在食谱之外咬、舔、尝任何东西。值得关注的是，我在那 6 年间经历了好几件人生中最痛苦、最紧张的事。刚开始，我查出了不孕，于是我和丈夫经历了一次又一次的生育治疗。最终成功怀上了一对双胞胎。预产期是 8 月 16 日。但是我在 4 月 25 日就开始阵痛。一周后亚历克丝和佐伊出生了，两人都比正常体重轻 1.5 磅（约 0.7 千克）。她俩在新生儿重症监护室里待了将近 4 个月。佐伊几度生命垂危。她俩一起活下来并且健康成长的概率仅有 4%。但是我们抓住了那 4% 的机会，她俩现在都过得非常好，这简直就像个奇迹，但那段时间是我们一生中最痛苦的时候，即使在那段时间，我也始终没有违反食谱。

　　我家三女儿玛娅的出生过程真的很可怕。是对我来说可怕，倒不是对她。玛娅是足月生产，剖腹产，但是手术的时候我的椎管内麻醉注射器完全掉了。也就是生产的 5 小时我什么都能感觉到。从那时候开始，情况就变得更糟了。有三周时间我都有脊髓性头痛，比任何一种偏头痛都要难受，这是因为我椎管内麻醉插入的空没有被堵上，导致脑脊髓液全部漏出，使得大脑在头骨里到处乱撞。服用止痛药引起的出血性溃疡害得我每天都会呕血。而且我还有两个 3 岁的孩子到处乱跑，需要我照顾，还有一个新生儿让我整夜都睡不了。

　　但是我仍旧没有违反食谱，一次也没有。有几次，因为胃里的溃疡，我要把仅重 4 盎司的白米饭和 8 盎司的全脂牛奶组成的明线餐吃到胃里，尽管这么吃痛苦会加倍，但我还是精确地称出了要吃的食物。我就吃了那些东西，没有多吃一口。

　　怎么做到的？

　　我过去已经打好了强有力的基础，有了众所周知的"银行里的存款"。自发行为发挥了全部的作用，大脑只是做了它该做的事情而已。前一天晚上写好要吃的食物，做好承诺，只吃你写下来的东西。刷碗，洗干净。下一次重复就好。

所以没错，不管生活给我们上了哪道菜，常年坚持明线饮食法还是有可能的。

打破明线

为了让大家了解明线饮食法中关于打破明线的原理，我要给大家介绍一些背景信息，讲的是我用过的一些方法，这些也构成了明线饮食法的核心。

上文中提到过，我尝试的第一个十二步骤饮食计划并没有给出对糖、面粉和其他容易上瘾的食物的明确态度。我们在聚会的时候会谈论自己的强迫性暴食，每个人都会努力去劝告其他人不要吃太多，但是每个人都会自发地去定义暴食对他们来说意味着什么。那时候还没有明线饮食法。聚会的时候，我们会公开讨论自己多吃了哪些食物，为什么会脱离食谱，下次应该尝试那个新食谱。那已经成为聚会文化的一部分。我感受到许多互相之间的温情、友情，以及精神上的成长，只不过没有任何身体上的变化。其他参与者也都是如此。不再去参加那个活动之后，我对食物的感觉依旧像我去之前那样病态，甚至还不如去之前。而且我比之前重了很多。那占去了我 8 年的光阴。

最终，我找到了一个不太一样的十二步骤治疗法，是直接治疗食物上瘾的。这个方法对称量食物和不吃糖及面粉这两个方面给出了很多具体的指导，而且规定得很明确：只要违反了规则，你参加聚会时就会被禁言 90 天，也不可以服务别人。你必须停止给他们提意见，并且你会被踢出所在的十二步骤治疗法小组。

正因为规矩这么严格，所以在自由讨论中，或者在整个群体中，都没有人谈论违反了规则再重新坚持回去是什么感觉。我目睹有人努力坚持食谱，熬了那么长时间，却离阴影越来越近，越来越受到排斥，只因为他们被禁言了。在我的想象中，那种感觉肯定像被孤立了，非常羞愧又受人排斥。

在明线饮食法中，我们创造了一种两全其美的环境。我们为大家实现了自己遵守明线饮食法的承诺而庆祝。我们承诺不会出现例外情况，没有任何事物能阻挡我们。这能给我们带来寻求已久的身体上的恢复，即可持续的减重成果和健康的身体，当然也带来了无限的自由与快乐。这对不需要使用明线饮食法的人来说，与其直觉是相悖的。拥有明确的结构，就能带来极大的自由。

此外，我们也会理解和庆祝从不完美的事情中学到的经验，也欢迎别人与使用明线饮食法的群体分享故事和经验。就算你打破了自己的禁忌，我们也不会孤立你。我们反倒是有专门的支持社区，帮助你重回正轨。和你有相同经历的人会帮你从遇到的事情中总结经验。当我们不再对这个社区评头论足，而是单单培养帮助人不断成长的爱、接受和坚定的承诺时，我们会看到涌现出许多的力量和洞察力、智慧和治愈。

四个 "S"

想想那些让体重忽上忽下的减肥尝试。那些减下去很多体重，又回到原点全都反弹回去的人。

我们可以从这里学到一点，即每次减肥中最重要的部分是：如果偏离了目标，你会做何反应。

成功的、有用的、适应性强的反应与失败的、没用的、适应性差的反应之间差别巨大。这样的差别，就像一个是在接下来的人生中活得快乐、苗条而自由，另一个则是缩回到阴影中继续羞愧地吃东西，因此在个人的失败记录中又新增一条纪录。

想要成功、有适应性地处理打破明线饮食法的情况，且让我们自己变得更强大，一共要注意四个关键要素，即四个 "S"。

1. 速度（speed）

首先是我们能多快做出我们在明线饮食法中所说的"重新聚焦"，而不是重新开始。你肯定不想成为"管他呢"现象的牺牲品。这是饮食心理学文献[1]中的一个术语，指的是长期节食的人打破食谱时的心理活动。下面的想法肯定很普遍："好吧，既然我已经打破了食谱，最好再正大光明地想吃什么就吃什么。下周一再开始减肥。"或"我已经咬了一口比萨，既然已经走到这一步，不如把整个比萨都吃了，再来个半桶的冰激凌。过后再重新开始减肥。"

不可以。必须回到正轨上。现在就回去。不是明天，也不是下周一，也不是1月1日，就现在。

速度。

坦白地说，我知道并不是每时每刻都可以实现重新聚焦的。有时候我们就是受食物上瘾的控制，根本就不愿意或不能停止进食。没关系。但即使是在那种时候，我们也可以超然地、有计划地观察，看能不能找到一个出口，让我们能跳回明线之路上。我们可以祈祷让自己自愿停下来。可以使用其他三个"S"。它们会帮助我们用其他方法回归正轨。

2. 自我对话（self-talk）

我们能不能做到用自我对话表达对自己的关爱呢？不要自责地打自己，能不能试着像在危急情况下打电话给我们的朋友一样对自己说话？你对刚刚在远足中扭伤了脚踝的挚友说话时用什么语气，对自己也用那种语气。你会帮助她，会想尽办法让她休息一下，放轻松。对自己说话时，能帮上忙的想法可以是："我刚才吃了好多糖，所以我知道自己的想法在接下来的一两天，甚至三天之内都会变得非常消极和不理智。我的脑袋会让我对一切感到绝望。"不要陷入怪圈。吃了东西让你惭愧，惭愧又让你暴饮暴食。对自己温柔、友好一些，要鼓励自己。你不是个坏人。只是大脑中出了一点儿故障罢了。

3. 社会支持（social support）

依我的经验看，人在打破明线之后第一件想到的事就是强烈地想把自己孤立起来。这样的想法表现为不想和任何人接触。你只想躲起来吃东西，一个人面对这一切。但这么做不正确。一个人安静地待着只会让你觉得越来越羞愧。如果你打破了明线，最有效的方法是联系与你一起在明线之旅上风雨同舟的人。告诉他们事情的始末和你的感觉，让他们帮助你调整计划，回归正轨。那时候，他们可能比你更能看清楚你需要什么。

你也许需要一个伙伴或一个智囊团。反正在很长一段时间里，我都需要每天打电话，向别人承诺我要吃的食物。如果到目前为止你还没有获得足够的社会支持，应该重新读一下第10章中"智囊团与伙伴"的部分，自己建一个团队。

如果你隔三岔五就会违反明线，好像根本看不到头，又或者你的易受影响度得分是10分，感到无能为力，这就意味着你该采取和一般方法不同的比较激进的方式了。可以考虑聘请一位明线饮食法教练。你也可以回顾一下至今为止自己的表现，重新把这本书读一遍，弄清楚该如何把自己的游戏升个级。我相信你一定能成功的。

4. 总结教训（seek the lesson）

我的朋友帕特·雷诺兹说过："每次打破明线都能够变为突破自我。"他说得没错。每次打破明线之后，我们都能得到血的教训。如果我们把自己封闭在羞愧和孤立中，可能就会错过从过失中吸取教训的机会。每次打破明线之后，你绝对应该好好反思一下自己的生活、心理状态、想法和导致你咬下第一口的行为。很可能是你没有让可用的工具物尽其用。你是不是让自己太忙了？都没有好好休息？一直拖着不做冥想？没有使用晚间检查表？或者另有原因，比如在社交场合中，你根本拒绝不了别人递给你的食物？不管原因如何，它们都是你成长的机会。

面对真实自我的行动方案

面对真实自我的行动方案是在你打破明线之后问自己的十个问题，它们可以帮助你发现教训和成长的机会。如果你打破明线之后产生了消极想法，这个方案能起到让你积极和冷静的作用。十个问题的详细内容附在书后的"可用资料"部分。我认为大家会觉得这个过程就像重新做出承诺一样，我鼓励大家把这个方案与紧急情况行动方案放在一起，或者放在你随时能查看的地方，就算这意味着要写下来折好放在钱包里，你也得这么做。我希望你能在派对上或者其他社交场合能随时看到这两个方案。找个借口去洗手间，在脑子里默默地问自己一遍方案上的问题。不过我建议，如果可行的话，可以找一个隐蔽点的地方，那样你就可以把这十个问题的答案都写下来了。把答案手写下来的效果将会完全不同。你还可以把答案上传到在线支持社区。我相信其他人会从你的经历中学到很多，而且我们也很愿意帮你重新做承诺。

在本章结束之前我想说，坚持明线饮食法需要连续性。有人从第一天开始就一直坚守住明线，我能想象，为之庆祝，也满怀敬意。就像我决定不再喝酒和吸毒的那一刻，许诺会坚持这些明线。但是连续坚持了很长一段时间之后，有人变得举步维艰，几乎做不到连续两天坚持明线饮食法。我也同样完全能够理解。在澳大利亚悉尼，我的衣服尺码3个月内从4码（相当于S码）涨到了24码（相当于XXXL码）时，我拼尽全力想让自己别再吃东西，但就是做不到，直到食物上瘾的海啸退去这事才算过去。打破明线总要付出代价的。这些都是同走一条明线之路遇到的不同经历。

在多数情况下，我们大多数人处于两种情况之间。不管怎么说，明线饮食法社区是属于每个参与者的。对于把明线饮食之旅完整坚持下来的经历，我们非常欢迎有人分享，也为之敬佩。在连续坚持下来的过程中的每个阶段，我们都能学到东西。一般来说，举步维艰的人觉得别人都比自己成功，别人都不会打破明线，像自己那样被食物牵着鼻子走。而从没打破过明线的人会认为别人都会出问题，需要重新聚焦，他们会觉得是不是只有自己一个人坚持住了。在明线饮食法中，大家都不会孤独。实际上，明线饮食法中任何一种可能的情况，每天就算没有上千人，也有上百人充分经历过了。

但是，如果你正在使用明线饮食法，而且没有任何问题，继续坚持就好。我保证，你大脑中的破坏者会随时随地想尽办法说服你破个例。不要上当。它为你指的路不可靠，很痛苦。即使你知道有重新聚焦这回事，也绝对不能把它当作略微偏离明线、事后重回正轨的借口。重新聚焦不是让你这么用的。一旦打破明线，首先你的自由就没了。而且从此自由只会越来越少。你肯定不想让自己的生活因为打破明线和重新聚焦而充满变数与痛苦。我们之所以看重明线，坚持明线之内的生活，是因为这种连贯和结构让我们快乐、苗条而自由。更重要的是，我们能够因此成为自己想努力成为的人，去做更多在生活中想做的事。我们的注意力不再聚焦于食物了；我们能够去实现自我，接触整个世界。我们都想让自己的生活变成这样。

　　即便如此，如果你因为打破了明线才来读这部分，不用害怕。我想让你知道，你还会回到正轨的，你还是能够活得快乐、苗条而自由的。因为在明线饮食法的世界里，没有人要求你必须完美。你只需要势不可挡就行了。

案例分析：科琳·伊根（Colleen Egan）

最高体重：197磅（约89.4千克）

目前体重：142磅（约64.4千克）

身高：69英寸（约175厘米）

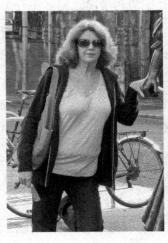 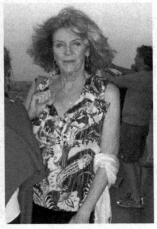

5 岁时，我爬上厨房的桌台，在橱柜里找，弄到一盒红糖。我上小学时，我的叔叔在菲多利（Frito-Lay）公司[⊖]工作，每次来我家都会带好几箱薯片。我很想把薯片全吃了，但是也只能在大人把薯片拿走之前能吃多少吃多少。之后，我会偷偷找到薯片，再多吃一些。

11 岁的时候，我开始意识到自己的饮食有问题。我吃得比谁都多，别人都吃完了，我还想继续吃。我长得比妈妈、几个姐姐、兄弟和很多女同学都要高。邻居家有个男孩叫我"快乐的绿巨人"，这个称号跟了我很多年。高中那会儿，大家都想变成崔姬那样。我们都尽量不吃东西，好变得像她一样瘦。可这根本就不管用。自从崔姬成为媒体的宠儿，她也成了大家效仿的楷模，我也发自内心觉得自己是一个失败的大块头。

年纪再大些，我就开始背着别人吃东西，同时疯狂地摄入糖和面粉。我还觉得小时候那些冷冻速食和快餐的商业宣传对我影响很大。随拿随吃。不用准备，放在烤箱里热热就能吃，后来又有了微波炉。如果一份吃不够的话，再弄一份也很容易。毕竟一份还是挺少的。我记得那时候大家都不爱做饭了。媒体只是向我们展示了加工食品的益处。

年纪渐长，我开始对减肥投入越来越多的精力。我买了很多书和杂志，跟着上面的方案取得短暂的成效。我尝试过像白菜汤减肥法这样的快速减肥方法。甚至，我还尝试过什么都不吃，只吃冰激凌、曲奇饼干和蛋糕，想着也许能对它们产生反感，但是没有用。后来，我就开始用小盘子盛饭菜。每咬一口东西，我就会放下叉子，咀嚼很长很长时间。我试过在吃晚饭前喝下一升水，试过每天只吃一顿饭。我试过晚饭前一小时会吃一个苹果，以及改吃低脂食物。我还试过只吃包装食物，那样就能精确算出摄入的热量，唉！我也会看食物的标签，尽量不买高糖和含植物奶油[⊜]的食品。我还用起了最"健康"的橄榄油。觉得谁能解答

⊖ 该公司创立于 1932 年，乐事是其创立的品牌。1965 年，菲多利公司和百事可乐合并组建了百事公司，自此乐事成为百事的旗下产品。——译者注

⊜ 也称氢化油，会产生大量反式脂肪酸，增加心血管疾病、糖尿病等的患病风险。——译者注

我的问题，我就会听取他回答，跟着他的建议做。我也努力让自己吃得健康。我还和我姐姐出去度假，她可以成功控制自己的体重，我想学她的饮食方式，但是发现根本就吃不饱。

我非常急切，想要寻求平衡。但是什么方法都没有用。我变得越来越沮丧、愤怒且失望。后来，也就是几年前，刚过完新年，我决定不再给自己设定减肥目标，也不再"节食"。我把手头的30多本有关减肥和营养的书都送给了别人！我也再不会去慧俪轻体和珍妮·克雷格减肥中心了。因为我再无法忍受食物被剥夺，体重又反弹和一次次的失败了。我下定决心接受自己，因为我觉得根本控制不了自己的饮食。

同时，我还觉得应该改善一下自己的整体健康状况。我胆固醇高，还有糖尿病前期。那段时间我非常矛盾。医生说，如果我不减肥，就只能给我加大用药量，最后也只能靠胰岛素了，但是我就是减不下来啊。节食了40来年，我还是超重30磅（约13.6千克）。于是我决定试着学做蔬菜，在一个在线烹饪课堂上跟着凯蒂·梅学，我还想着这样能让自己多吃蔬菜，结果……

那次素食烹饪课程竟成了我的转折点。在课程开始的几周之后，苏珊·皮尔斯·汤普森以神秘嘉宾的身份登场了。真是缘分啊！终于有人懂我了！她讲述的科学依据很有道理。我知道自己的易受影响度得分肯定很高。

我后来再次尝试改变自己的食谱，结果真的有用。到现在我还用着呢。

刚开始用明线饮食法时，我的糖化血红蛋白值从5.6降到了5.2，但是还吃着二甲双胍[○]。那时候，我还在吃辛伐他汀[◎]，总胆固醇值为307mg/dL，甘油三酯值为126mg/dL，低密度脂蛋白值为216mg/dL。

开始使用明线饮食法之后我就停用了二甲双胍。在6个月之后，我减掉了30磅，糖化血红蛋白降到了4.9！辛伐他汀也是同时停用的。在

○ 抗糖尿病药、降血糖药。——译者注
◎ 治疗高胆固醇血症、冠心病的药。——译者注

6个月后，总胆固醇值降到了205mg/dL，一年后降到了193mg/dL，甘油三酯值减到了73mg/dL，低密度脂蛋白值减到了113mg/dL。高密度蛋白质值倒一直没变，平均保持在65～66mg/dL。

我很喜欢现在的感觉。我喜欢不会没有合适衣服穿的感觉。我有一种从未有过的自信感。我很享受现在吃的食物种类和分量。我已经能做到在娱乐、外出吃饭和旅行的时候都坚持明线饮食法了。

最棒的是，我比以前冷静多了，也能接受自己了。我对自己、对别人都比从前更温柔也更诚实了。我不再像以前那样，逼着自己"非要把事情做对"，这也改善了我和其他人的关系。我真的觉得自己得到了重生的机会。

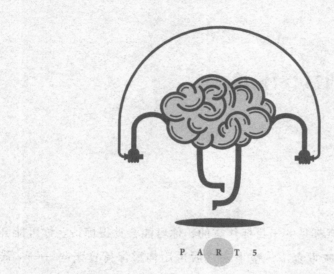

第五部分

目标体重、体重保持、今后的计划

第14章

CHAPTER14

达到目标体重

看到这一整章都是关于目标体重的，你可能会觉得惊讶。你可能会想，不就是先用减重食谱，瘦下来之后再用体重保持食谱吗——多简单！但是实际上要比你的想象复杂一些。本章就是为了让你能从一个阶段顺利地进入下一个阶段。我们不希望你达不到自己的目标，但也不希望你一下子减过了头，搞得别人开始问你是不是得了癌症。这种情况很常见，所以现在我要确保向大家解释清楚怎样才能让减重速度慢下来。首先我要说一说如何确定目标体重。

目标体重

之后我会谈到，其实大家的目标体重比自己想象的要低。先不要误解，我不是在强迫大家瘦到自己都觉得不舒服的状态，也不是说越瘦越好。只是见证了那么多人瘦下来的过程之后，我发现由于常年超重且想要改变却屡战屡败，人们对于自己能够达到的体重和自己最健康的状态的看法已经扭曲了。所以也可以理解为什么他们对于定一个大胆又正好的目标是如此谨慎。他们已经不知道怎样的身材对自己来说才是合适的了。不过没关系。

因为明线饮食法能把选择权交还到你手里。你可以选择自己的目标体重。就我个人来说，我有段时间都感觉不到自己身体的存在，因为我的大脑看不到身体。我几乎不会去想它。坐着的时候，我也不会在意从旁边是不是看得到肚子上的赘肉。穿衣服时，我只会挑衣服的颜色、剪裁和风格，或是舒适度，而不会担心能不能遮住肥胖部位和肉褶子。

如果你成年之后曾有过体型正常的时候，就算是追溯到高中或大学时候也行，那么你当年的体重可能就是现在要达到的目标体重。就算你已经 70 岁高龄了也没事。你肯定能达到目标体重的。坚持下去，总有可以放声大笑的那一天。对此，我毫无疑问，因为我已经见证过无数次了。

如果你成年之后有过体型正常的时候，就可以用一个公式大体试着估算一下目标该定在多少。[1]知道什么样的目标不现实。来参加集中训练营的营员一般会先定一个初始目标，因为他们知道自己快接近目标的时候可能会重新调整。我觉得这个策略非常可行。要是一开始就定好真实的目标体重可能会吓死人的。我最近在指导的一位女士，身高 62 英寸（约 157 厘米），成年之后从没瘦到过 200 磅（90.7 千克）以下。她的目标体重大概要定在 110 ～ 115 磅（50 ～ 52 千克），这对她来说几乎完全不可能。她多半是可以达到这个体重的，但是一开始她把目标定在了140 磅（约 63.5 千克）。这么做没问题。现在看上去不可能达到的目标，6 个月后就能毫不费劲地达到了。

那么，瞄准目标之后，怎么才能达到目标呢？这些年帮助这么多人减下肥之后，我觉得减重就像飞机降落一样。用减重食谱的时候，你一直是在高空巡航，但是现在你需要仔细计算一下，往目的地降落了。你总不能一直在机场上方盘旋吧。总要修改一些参数才能让飞机降落。而且你总希望飞机是软着陆吧。我将成为你的飞行控制器，帮你滑行到跑道上，之后你就能永远生活在自己梦想的目的地。

减重停滞期

个别人（基础代谢率较低的人）在减重过程中可能会遇到停滞期。但是就算体重一周都没有变化也别怕，因为在完全坚持明线的情况之下，四周之内体重没有任何变化才算是停滞期。如果真的出现了停滞期，你就需减少食物的量了。对于使用明线饮食法的新手来说，该吃坚果、淀粉类蔬菜和脂肪蛋白了。如果两周之后，你的体重还是没有下降，就按照以下顺序调整，每隔两周用一次。第一步，把早餐和午餐的水果都改为 6 盎司（约 170 克）水煮蔬菜。第二步，如果需要的话，把午餐和晚餐的脂肪减至 1 汤匙。第三步，如果需要的话，把每餐中的蛋白质减至原来的 3/4（女性），或 2/3（男性）。依旧要严格遵守明线。即将进入体重保持阶段时，食物分量可以根据上述顺序向相反的分量恢复，直到达到稳定的目标体重。

让减重速度慢下来

如果你的体重掉得特别快，那么在达到某个重量时，你就需要开始保持体重了。大致意思就是，慢慢往食谱里加食物，直到你的体重不再变轻，而且正好达到了你希望的重量。

这是一个过程。

离目标体重还有 10 磅（约 4.5 千克）的时候，你就该至少一周称一次体重了。一月称重一次不够频繁，无法给你提供需要的数据。每天称当然也可以，但是在过渡过程中，你应该关注每周的体重变化。

决定你下一步怎么走的重要因素，是弄清楚自己的平均减重速度是多少。速度可以分为非常快、快、中等和慢。非常快是指每周减 2.5～3磅（或更多）。男性比女性更有可能处于这样的速度中。快是指平均每周减 2 磅。中等速度是指每周减 1.5 磅，慢速则是每周 1 磅（或更少）。

如果你减重的速度已经慢慢降下来了，那么就保持现在的减重速度。算出你属于哪种速度，然后就可以继续往下读了。在你计算速度的时候，请记得，我在第 8 章说明过，减肥减得快不健康这种说法是错误的。不过如果你比别人减得慢一些，也不要感到绝望。我们走的是同一段快乐、苗条而自由的旅程，而且对每个人来说，旅程中的体重保持阶段才是目前为止时间最长的部分。在每个减肥案例中，减重阶段都是相对较短且弥足珍贵的。有的人过渡得比别人快，但也不一定越快越好。每种情况都有它的好处。

想要慢慢进入体重保持阶段，请按照表 14-1 中的顺序往食谱中添加食物。记住，如果你不喜欢吃某种食物（如谷物），就可以选择增加其他种类的食物来代替（如蔬菜、脂肪或蛋白质）。

表　14-1

以下是向体重保持阶段过渡时增加食物的步骤	
1.	午餐增加 4 盎司煮过的谷物
2.	将早餐谷物增至之前分量的 1.5 倍
3.	将早餐蛋白质增至之前分量的 2 倍
4.	晚餐增加 4 盎司煮过的谷物
5.	晚餐增加 1 份水果
6.	将午餐谷物增至 6 盎司
7.	将晚餐谷物增至 6 盎司
8.	将早餐谷物增至之前分量的 2 倍
9.	将午餐蔬菜增至 8 盎司
10.	将晚餐脂肪增至之前分量的 2 倍
11.	将午餐脂肪增至之前分量的 2 倍
12.	将午餐谷物增至 8 盎司
13.	将晚餐谷物增至 8 盎司
14.	早餐增加 1 盎司坚果
15.	午餐增加 1 盎司坚果
16.	晚餐增加 1 盎司坚果

（第4项）女性的体重保持食谱可以在此基础上再多 1 ～ 4 盎司

（第8项）男性的体重保持食谱可以在此基础上再多 1 ～ 4 盎司

（第16项）个别运动员或者运动量特别大的人可以多吃一些坚果

增加用餐量

从上千位减肥者的经历来看，增加用餐量之后，可能出现以下顾虑。

1. 你可能会觉得改变食谱这件事很可怕。因为你从没坚持一种饮食方式那么久过，增加用餐量会让你觉得很罪恶。你可能觉得非常难受，可能很抗拒这件事，但是在过渡的关键时期，增加食物对你来说是一个健康的选择。所以，迈出这一步吧，可以求助在线支持社区，或是你的智囊团，熬过这段时间。

2. 你也可能会很恐慌，担心体重又长回去。当然，这完全是很自然的反应，因为过去几个月你看着自己的体重嗖嗖往下掉，要改变当然会害怕。只要你继续坚持明线，体重就不会上升。你不会再反弹了。

3. 增加用餐量之后，你的体重可能会立刻有回升。这很正常。不要把加进去的食物再减掉，继续精确地称量要吃的食物。最多过一两周，你的体重就会恢复到增加用餐量之前的水平了。接着，等到身体适应了增加的食物之后，你就又会开始变瘦。这时候就该在食谱中加入下一步要增加的食物了。增加之后要不停地观察。如果一周之后你又开始变瘦，再增加下一种食物。如果你没有变瘦，就再等等，观察观察。这是一个过程。

降低减重速度

　　要降低减重速度最简单了。坚持减重食谱，直到减到目标体重。之后一次增加一种食物。从表 14-1 中看，增加的第一种食物是午餐时的 4 盎司谷物，但是如果你觉得一般午饭前比晚饭前饿，就可以从早餐开始增加。也就是先增加表 14-1 里的第 2 条和第 3 条，先让早餐达到可以保持体重的量。还要记住我上面提到过的一点，你的体重可能会回升一点点，但只是暂时的。稳定地坚持下去就可以。

　　有的人确实一直用着减重食谱，因为那正好是他们身体需要的进食量。但是如果你的体重一直在往下掉，而且马上就要到目标体重了，你就不能像他们一样了。可能多少需要往食谱里加点儿东西，让体重稳定下来。

中等减重速度

在离目标体重还有 2 ～ 3 磅（0.9 ～ 1.4 千克）的时候，往你的食谱里加第一种食物，往午餐或早餐里加都可以（前面解释过原因）。之后就跟着这个减速步骤走。在加食物加到体重不再往下掉的时候，你就得到了自己的体重保持食谱。

非常快与快速减重

如果你的减重速度属于快速这一档，在离目标体重还有 5 磅（约 2.3 千克）的时候就可以加第一种食物了。如果属于非常快这一档，在还有 10 磅（约 4.5 千克）的时候就可以加食物了。之后就跟着表 14-1 里的顺序继续。

体重保持食谱之舞

要注意，就算不是所有人都如此，但是对于大多数人来说，目标体重都会有轻微波动，使用体重保持食谱就像在跳一支舞。很有可能你不会选了个食谱之后一辈子都使用它。身体会有变化，新陈代谢会有变化，所以"目标体重"这一概念也需要跟着变化，而且有可能需要根据实际情况增减食物。体重保持阶段，我建议大家至少每周称一次体重。你应该很想知道，也需要体重数据来指引你的旅程。

你会变成什么样

在减到目标体重的时候，你看上去可能会瘦得皮包骨，特别是脸和脖子。不过在保持几个月的目标体重之后，就算体重没有丝毫变化，你看上去也会好很多。减重太快确实会引起这样的问题。所以，一定要提前给家人打好预防针。向他们保证，你不是在做什么有损健康的事情，红润的面色迟早会恢复的。

同样，也要让你的朋友、家人和认识的人做好准备，向他们解释清楚在你的减肥过程中可能出现的让他们担心的事情。而且他们肯定会说："你不会还要继续减吧？"可能在你离目标体重还有 20 磅（甚至 50 磅）的时候，他们就会这么说了。笑着感谢他们的关心就行，然后在在线支持社区上分享此事。不知怎的，社会上的目光都有问题，因为从很胖变到非常苗条在我们的文化中已经是异常的现象了，所以就把人都毁了。别跟他们的反常行为较真。你没有问题。把你的想法跟我们说，我们是你的明线饮食伙伴。我们能理解你。等你保持目标体重很长一段时间之后，人们也会放心了。他们只是想确认你是不是得了厌食症，要减到 70 磅（约 31.8 千克）。

皮　　肤

　　首先，我想告诉大家，并不是每个人减下体重后皮肤都会松弛。用明线饮食法减下体重的人中也有减了 100 多磅，之后皮肤恢复正常的。其他人减完之后皮肤松弛，需要等上一年，看看会怎么样，之后再决定要不要做手术切除松垂部分。大多数情况下，紧致皮肤手术都不在医保范围内，但有时候是可以报销的。有一位叫莎伦的女士就拿到了报销，她松弛的皮肤互相摩擦，结果擦伤了，所以医生就帮她成功争取到了医保报销。还有人选择接受自己的皮肤状态。我们总说："谢天谢地，我们还有衣服能遮一遮。"

　　这就引发了讨论，达到目标体重后，我们到底会不会对自己的身体满意。大体上说，回答显然是"满意"。人们还是比较喜欢自己使用明线饮食法之后的样子的。而且，让我们现实一些：我们大多数人的身材都不会像修过的杂志照和广告那么完美。我们的皮肤可能会松弛，可能生过孩子，也可能只是老了。在我看来，随着年龄的增长，我们应该对自己的身体养成谦卑的态度，并保持下去。我们可能永远都成不了比基尼模特那样，但是没关系。我们的身体已经比实际看上去好多了。因此，最让明线饮食者沉醉的是他们重获的敏捷与活力。好多年来都参与不了的活动现在又可以参与了。曾经觉得缩短了的生命现在又开启了。而且，我亲眼看到上千人都因为高兴而容光焕发。这些都是最真的。

是不是一辈子都要坚持

生完第三个孩子后不久，我的大女儿和二女儿就不再是学步的年纪了，她们长大了一些，所以我在她们面前称量食物就有顾虑了。我教授过饮食心理学课程，所以很清楚相关研究，说的是母亲对食物的神经反应很容易传给女儿。

我的那门课有一个单元是关于孩子喂养的，我就讲了埃琳·萨特的"能力饮食原则"。[2] 在第 11 章中我也说过，只要能够保持只在饭点吃饭的安排，你就可以允许自己吃东西，只要够专注、够聚精会神，你就可以想吃多少吃多少、想吃什么吃什么。能力饮食中最重要的是许可，其他任何行为都会被看作神经过敏。

那时候，我使用十二步骤治疗法已经有 18 年了。我可以肯定地说，已经不存在遗留问题，也不会担心吃多了。我的内心已经毫无波澜。我记得自己那时还说过："现在，用食物伤害自己这种事，我甚至想都不敢想。何苦呢？反正我再也不会伤害自己了。"

所以，我决定改变自我。我真的很认真。我为自己找好了后盾，找了一位教练，还在智能手机上列了二三十个在我努力过程中能够支持我的人。我允许自己吃一个布朗尼蛋糕，全神贯注地吃了下去。边吃边深呼吸，每一口都细细品尝。真的非常美味。我没有再想吃第二个。我把这次尝试看作胜利，然后向全世界宣告自己有能力管住自己的嘴。

但是我忽然发现，管好自己吃的食物好像变成了工作一般，而且对我来说压力越来越大。如我所料，我的体重又涨了些，但是我不想让它再往上涨。所以现在我又回到了不得不控制饮食的游戏中。其实就是一个心理游戏：**今晚要破例吃点什么吗？晚上想大吃一顿，那中午要不要少吃一些？早上我一定要让自己运动，因为昨天吃多了。中午吃饭的时**

候可不可以吃蛋糕和冰激凌，因为我真的很想吃，但是真的只吃蛋糕和冰激凌我就会罢休吗？既然我可以允许自己吃东西，那可不可以把一份食物变成五份？我都快疯了。而且疯得越来越严重了。我有三个孩子，还有一份全职工作，说实话，我根本就没有时间去控制饮食。很快我又管不住自己的生活了。没过多久，我发现能力饮食法对我根本就没用，除非我想再胖一次，不过我当然不想再长胖了。所以我尝试了其他方法。不管怎么说，我也只是在"做试验"，所以就算快要疯了，我还是尝试了自己能想到的所有方法来管住自己的饮食和体重。但是，我对自己的标准很高。我知道自己想过得快乐、苗条而自由。在这一点上我一步都不肯让。但是所有方法都不管用。从前我还有过很长一段时间的自由，但现在再也享受不到了。在吃东西方面，我绝对不是女儿们的好榜样。过了 11 周小心翼翼、万分谨慎的日子之后，我投降了，决定给自己送份礼物，重新用回明线饮食法。

　　那段时间，我的大脑中到底发生了什么？明线饮食法能让我这么多年都觉得自己过得像易受影响度得分只有 2 分或 3 分的人，而不用明线之后，为什么我就不能对食物保持平静了呢？为什么就算我不再因为逃避心理问题或摆脱生活负担而吃东西，我的易受影响度得分还是马上攀升回到了 10 分呢？

　　从神经学上解释，就是日常行为在我们的大脑中形成了真实存在的"河"，名叫纤维束（fiber tract）。就算我们的神经能量之后能转移到新的方向，形成新的纤维束，但还是会留下干涸的"河床"。旧有的河永远不会消失。有了新习惯，水就会流到别的地方，但是这水也很有可能流回原来的河道。这就是我发现的事。我从前的食物上瘾留下的"干涸河床"一直没有消失，等着我回去。

　　上文我就提到过这一点，这就是为何我让大家做易受影响度测试的时候，要回想自己这辈子饮食习惯最糟的那段日子，只是现在提出这一点更能深刻地击中问题的要害。饮食习惯最差的时候就是脑子里最深的河床形成的时候。现在你可能已经成长了许多，饮食习惯也比以前好多了，但你的身体还是会很容易就回到这些旧的河道里去。你的大脑依旧把它们当成可行的路。

需要重申一下，我的大脑已经很久没有走上瘾那条路了。可能也有人从没有经历过这么惨痛的经历，而且可能易受影响度得分只有 3 ～ 5 分。因此，就算我说了这么多，你们还是想自己试验一下。我最喜欢的一句话是：我不会阻止任何人自己去"做试验"。我必须自己试试。

基本上来说，大家有两种选择，要么坚持食谱，享受新生活，要么试着打破食谱，看看会发生什么。依我的经验，大多数人只要不再每天坚持一开始让他们过得快乐、苗条而自由的那些事，就会发现快乐、苗条而自由的生活方式带来的好处马上不见了。

所以嘛，如果你想生活得快乐、苗条而自由，不想让自己减肥之后很快体重又来势汹汹地反弹回去，你就会跟我有相同的发现——就算减到了目标体重，还是需要坚持那些帮你减下肥来的日常习惯。直到那时候，可能你才会觉得坚持习惯算是个划算的买卖。

案例分析：莎伦 M.（Sharon M.）

最高体重：165 磅（约 75 千克）
目前体重：110 磅（约 50 千克）
身高：63 英寸（约 160 厘米）

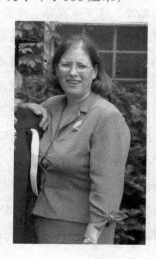 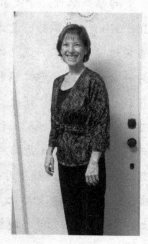

　　从小我就因为超重而受苦。我小时候的照片很少有看上去开心的，但我记得最清楚的是伤心和孤独的感觉。我的父亲是一个酒鬼，母亲根本应付不过来，所以我们几个孩子就被夹在了中间。食物就成了一种安慰，成了朋友，或是找不到人说话时候求助的对象。我父亲也有吃糖问题，所以我小时候就总能吃到糖果和甜食。我现在能记起来的最早一次暴食，是我从冰箱里拿出了一盒甜甜圈，躲了起来，吃了几个之后才意识到自己根本隐藏不了犯错的"证据"。我很羞愧，但是吃得停不下来——虽然我那时候只有 8 岁。

　　我越长大越胖。就因为这个，我身边的小孩、大人，甚至老师都对我区别对待。大家都"看不到"我，也没有给我一个孩子该得到的安慰和引导。因此，食物依旧是我的慰藉，每次生气、疲倦、无聊或伤心时，我都会吃东西。提醒我进食的信号并不是饥饿感。实际上，我很少有饿的时候，但我总是会吃个不停，因为我总是非常焦虑。十来岁的时候，我就一遍又一遍地用几种减肥方法：慧俪轻体、阿特金斯饮食法和减肥药——均是没满 16 周岁的时候就试过。虽然我也成功过几次，但从未解决驾驭孤独和保持体重不反弹这样的问题。

　　年纪大了之后，我把锻炼和定期节食当成了控制体重的方法。但是我 63 英寸，重 165 磅，我觉得自己很丑，像个男的一样，而且有衰老的迹象。连头发都越来越稀。于是我又用了很多减肥法：嗜食者匿名会、热量王（CalorieKing）计算器、麦克杜格尔医生饮食法和植物性有机食谱。我甚至咨询过营养学家，试过维生素法、奶昔法和脱瘾法。当时我都快疯了。为什么我会这么想吃糖和精制食品呢？为什么就算晚上 7 点我自己累得不想出门买吃的，还要让丈夫去呢？为什么我就是解不开这个谜？我很聪明，有护理学和工商管理学两个学位，是持证营养咨询师，还教瑜伽课。但为什么就是搞不定这个问题呢？

　　后来，有一个夏天，我照顾了外孙一周。连续好几天吃的都是"儿童"餐，我非常痛苦。在飞奔回家的路上，我几乎因为缺糖而快昏过去了。到家之后，我和丈夫在一家快餐店吃了晚饭，省得回家面对空空如也的冰箱了。

那天晚上，旅途劳顿又吃了那么多精制食物之后，我感到非常绝望。我向上帝祈祷，希望能帮帮我。也正是那天晚上，有个朋友给我发了封邮件，与我分享了明线饮食法中"朋友与家庭"的视频，还把她的最新减肥成果告诉我。我二话没说就在网上查起了明线饮食法，把网上能找到的信息都读了一遍。我发现它和十二步骤饮食计划很像，而且我第二天就开始用了。戒掉糖和面粉，每天吃三顿饭，称量食物。

没过几天，我的睡眠质量就变好了，感觉也好多了。到10月第一节集中训练营开营的时候，我已经减了20磅（约9千克），当时还犹豫是否需要报名。但是我的明线好友一直劝我，告诉我明线饮食法不只是一种减肥法，整个方法中还有很多工具，能帮我做出影响深远的改变。这不就是我真正需要的吗？不只是减肥方法，而是生活工具，甚至有我梦想的体重保持方法。

我减得并不快，但是很稳定，平均每月减掉4.5磅。现在我只有110磅了，依旧用体重保持食谱把体重保持在目标范围内，我觉得舒服极了。我承诺过，这辈子都要坚持明线饮食法的计划，而且我每天都会承诺一次。我再也没吃过糖和面粉了，事实上真的一点都不想吃。这个饮食法里的食物够我吃了。

我的头发比以前健康了，皮肤更光洁了，指甲也变硬了。看到自己能穿下4码或6码的衣服，我高兴得都发晕了，而且我现在要用皮带了！我知道自己的大脑在慢慢恢复，因为困扰了我很久的易怒、抑郁等问题正在好转。我这一辈子一直都是忧虑和焦虑的，还以为是因为神经紧张才会那样。但现在我的心情很稳定也很高涨，每天都觉得很开心。我现在每晚睡六七个小时，每天早上都觉得休息得很好。常年的臀部和脚趾疼痛也基本上好了。因为肌肉延展得越来越好，我的瑜伽练习也更加深入了。我的精力水平每一刻都在提高。

我张开双臂拥抱这个方法。没有丝毫怀疑，跟着做就是了。现在，这已经成了我的生命线，而且我知道这就是我在寻找的答案。我每天都这样想一遍。

第15章

总结：活得快乐、苗条而自由

依我的经验来说，关于活得快乐、苗条而自由，最棒的就是，与其说它是身体状态，倒不如说是精神状态。我发现很多集中训练营的营员在还没达到目标体重的时候就开始表示自己感觉快乐、苗条而自由了。之所以会出现这样强大的新的精神状态，是因为使用明线饮食法时我们的大脑中出现了明显的变化。在本书的最后一章，我就要给大家揭秘这一戏法。

快　　乐

我们这些科学家才开始了解吃得好不好会影响大脑，但是大家根本就不需要科学来解释这一点，因为自己能感觉到。你会觉得比以前开心了，感觉更好了，生活明亮了，每天早上都想从床上跳起来了。沉闷的感觉会慢慢消失，你会感觉到终于能够控制生活了。

事实上，很多人发现，在用了一段时间的明线饮食法之后，自己就不用再吃抗抑郁药和其他的精神类药物了。当然，一定要咨询医生。本书任何内容都不能作为医学建议。有的人当然还是需要用药。但是从我的经验来看，很多人，甚至是大多数人，最后都能成功摆脱药物。

为什么会这样？至少有四个原因。

第一，吃加工少甚至未经加工的食物可以让人心情变好。众所周知，糖其实会让人抑郁。[1]

第二，摄入大量水果和蔬菜能让人情绪高涨，降低焦虑和抑郁的水平。研究显示，吃了一整天蔬菜的青少年表示，吃完这些之后立刻就会觉得很开心。[2] 每天吃蔬菜的成年人比吃得不勤的成年人会感受较少抑郁和焦虑，[3] 水果和蔬菜吃得越多，他们就会越开心[4]。

第三，保持饮食中 ω–3 和 ω–6 脂肪酸的比例正常，能够让我们多点开心，少点抑郁。大脑中约有 60% 的脂肪，这些重要的脂肪酸是能决定大脑的运作、表现和治愈能力的最关键的分子。[5] 最重要的是，ω–6 脂肪酸的数量应该高于 ω–3 脂肪酸，但比例不能超过 5:1，理想比例是 2:1，甚至 1:1。[6] ω–6 脂肪酸在标准美式饮食中极为常见，因为大豆油和别的植物油已经悄悄进入所有食物中了。饼干、曲奇饼、薯片、沙拉酱和蛋黄酱这样的包装食品向我们的身体中输送大量的 ω–6 脂肪酸，已经超过了身体能处理的量。如今，很多人体内的 ω–3 和 ω–6 脂肪酸比例高得惊人，有 15:1，甚至还有 25:1。[7] 但是只要不再吃袋装食品，就看吧！ω–6 脂肪酸摄入量将大大减少，比例也就恢复正常了，心情也会因此变好。若你想加速这一进程，可以吃野生三文鱼、奇亚籽和亚麻籽这些富含 ω–3 脂肪酸的食物。不过只要戒掉糖和面粉，你的大部分工作就已经完成了。

第四，使用明线饮食法时，我们会吃很多好的食物，如蓝莓、羽衣甘蓝等几乎所有的水果蔬菜；还会细细咀嚼，而不是囫囵吞下热量极高的软性食品，这就养成了一个宝贵又极其重要的过程——神经形成，即在大脑中生成新的神经元。研究表明，这个过程能够增加血清素，改善情绪。[8]

苗　条

关于苗条，我要强调一点（大家听了可能会觉得惊讶，因为我之前反复称赞减肥好），就是我觉得如果只是瘦下来，却不快乐也不自由，就根本没有用。我很清楚这一点，因为很多人只想瘦下来。不过"瘦"并不必然意味着"好"，因为瘦下来的方法有很多，也有我们不想用的方式，如吸毒或得病。但是，如果是通过正确的方式变苗条，且伴随着快乐和自由，那就会让你感到不可思议。拥有苗条的身材，看着自己每天用放进嘴里的食物来照顾和爱护自己，你会感觉非常棒。

　　明线饮食法之所以能如此有效地让大家一辈子保持苗条，其中一个原因就是它为大家设置了一个目标，而且一旦设定就再也不会变了。它明确定义了你该做的事，而且不会再变。你不必自欺欺人，考虑要不要做这些事。就算只尝试了几天的明线生活，你就拥有了一套对你有效的公式。达到目标体重之后，如果又长了几磅，你就可以迅速总结一番，看看哪个地方脱轨了，再做出必要的调整。

　　对我来说，这么多年来在减肥上耗尽心力，从未靠近过目标体重，忽然之间变瘦且保持住体重就像仙女教母挥舞着魔杖，在舞会之夜把我变成了穿着盛装的灰姑娘。当时对我来说就像身在天堂一样。而且从很多方面来说，现在我还是这种感觉。瘦下来真的有很多好处。衣服不但合身了，而且很好看。牛仔裤也是！连泳衣也能穿好看了！我不用再因为穿不下而把超好看的衣服藏到箱底。现在，我可以一直穿最喜欢的衣服，穿上好几年，直到穿破为止。我很喜欢和孩子们去游泳池，因为我很有自信。我也喜欢为了出席正式场合而打扮自己，穿上很合身的衣服，而且知道自己很好看。我喜欢能够摸到脚趾的感觉，也喜欢不必拉伤或让别人帮助才能系上鞋带的感觉。我喜欢能和孩子一起在地板上打滚，喜欢抱膝的时候膝盖能碰到胸口的感觉。我喜欢挤出时间举重时，立刻就能见效的感觉，因为再也没有脂肪把肌肉藏起来了。我喜欢身体内外一致的感觉。我喜欢以正常身材出现在这个世界上，跟大家打招呼。我也喜欢去参加工作面试或活动，不用再担心自己的外表，或者担心别人会因为我的身材而怀疑我是个消极的人。我喜欢陪着丈夫，去见他的朋友和同事，不用再担心我的外表会让别人看不起他。而且我也喜欢不用去想减肥的事情，因此可以空出时间去做我在这个世界上该做的事情。这就让我们获得了自由。

自　由

有时候，易受影响度得分很低的人会问我："'自由'到底是什么意思？"每次他们这么问的时候，我就想马上和他们换脑子。这样就能摆脱食物上瘾的困扰，获得自由。也不用再想着自己的体重，不用再向大脑汇报吃过什么东西，解释吃的这些东西体现出你是怎样的人，再汇报将要吃的东西，以及这些东西体现出你是怎样的人——让人筋疲力尽、望也望不到头的饮食计划和吃东西的羞愧感。

不要觉得与体重相关的对话占用大脑多少空间都没什么大不了的。这其实是在浪费我们的生命。我还需要思考和关注那么多美妙的、值得挑战的事情，从工作、婚姻到朋友和孩子。我知道你也是如此。我再也不想浪费生命中的任何一秒，用大脑空间做买卖、谈交易、定计划，或者除了算数字还是算数字。不管是体重，是热量，还是千米数，都是有毒的对话。从此再不会有了。

使用明线饮食法中的习惯，另一大好处就是你对意志力消耗的抵抗力会变强。你现有的意志力并不会变强，但是你的大脑功能会变强，就算面对无数消耗意志力的事情也是如此。这样很好，因为你新增长的能力可以分配到生活中的任何方面。你会更勤快地洗衣服，会戒烟，会发现自己不想也不再需要咖啡因，不会像从前那么拖延，你的衣柜也会忽然变整洁。研究证实了这些，[9]当然我也在集中训练营中看到过很多这样的情况。

减掉多余的体重后，你的生活就会井井有条，其他那些讨厌的坏习惯会慢慢消失，你会进入新的状态。体重轻了，也更自由了。你就有了自己的时间，脑子里也有了空间，有目的有意义的全新道路会在你面前展开。你将会变成最好的自己，能够追求心中最珍惜的、很久之前也许放弃过的渴望。朋友们，这就是明线饮食法的目的所在——地球上有 20 亿人的潜能被超重的身体困住，我们要做的就是释放他们的潜能。

可持续减肥的未来

明线饮食法的目标是成为世界上被科学证明最有效的减肥方法。但这需要长期的数据积累。目前，我们在持续跟踪参加过集中训练营的营员，迫不及待地想看到 10 年或 20 年之后他们的体重如何。

我们目前收集的数据样本范围较小，且都是自愿参与的，因为信息都来自填写我们在线调查问卷的人。因此，下面我展示的数字不能代表全世界人口的情况。虽然如此，我们从目前的调查中就已然能够看到，明线饮食法与其他减肥方法产生的一般性结果存在戏剧性的差别。有两项研究，一项以慧俪轻体 [10] 为研究对象，另一项使用珍妮·克雷格 [11] 减肥中心提供的事先称好的食物（免费），结果表明，使用这两种方法两年之后，人们减去的净体重占其初始体重的 8% ~ 9%。例如，初始体重为 160 磅的减肥者两年之后共减去 14 磅。

相比之下，在为期两个月的典型明线饮食法集中训练营中，参与调查的受访者减去了初始体重的 10%，也就是 19 磅。与上述方法相比，明线饮食法减去的重量较多，速度快 12 倍。且计算平均数时还包括因为饮食疾病和增重才参加集中训练营的受访者。

在集中训练营结束时，有 87% 的受访者保持住了体重，或仍在继续减重，已经达到目标体重的群体平均减去了初始体重的 25%。也就是说，初始体重为 160 磅的人平均能减去 40 磅。当然，还有很多人减得更多。

到目前为止，在已经达到目标体重的营员之中，有 84% 的人依旧保持在目标体重。84% 啊！我多想告诉大家这一数值比其他减肥方法高得多，但是不行，因为目前全世界没有任何一种其他的饮食方法能让一大批人减到目标体重并保持不反弹。

我们的研究表明：成功减肥并保持不反弹的，都是坚持戒糖、戒面粉的人。把明线饮食法中所有工具都用起来的人能够在正轨上前进。

我在前面也说过，我并不是明线饮食法警察，不会去你家检查你是不是提前写好要吃的食物，是否用了晚间检查表。但是数据已经显示得很清楚，能够根据明线饮食法的设计坚持下去的人，大脑能得以恢复，体型也会变得正常；其他没有严格坚持的组别都达不到这样的效果。

减重研究的未来

明线饮食法能对大家有用，真的让我非常兴奋；数千人正在经历深刻变化，这也是我生命中非常重要的事情。但这只是个开始。我们更想做的是大大地改变未来肥胖、减重、营养和健康的概念，甚至改变整个世界。请注意，我说的是"大大地改变"。我们要一点点地追求进步，挑战极限，永远改变人们对减肥的说法。

到 2040 年，我期望看到 100 万人能借助明线饮食法达到目标体重。这是我们的珠峰目标。

而作为一名科学家，我知道，要达到目标需要借助研究。

我们需要证明明线饮食法的功效能维持数十年，研究能让其成功的最关键因素，争取美国保险（包括老年保健医疗制度和医疗补助制度）对集中训练营的支持，让穷人和受肥胖影响最严重的人都能完全有机会使用所有工具，还要将新出现的技术与发明纳入明线饮食法中。

我们已经开始对明线饮食法进行研究，也开始与学术团队和其他团队进行合作。我参与创立的非营利研究基金会——可持续减重研究学会（Institute for Sustainable Weight Loss）正在全球寻找愿意合作的科学家，解答下一阶段的问题，问题包括以下几个。

长效减重及其相关的健康状况变化

有多少人能长期坚持明线饮食法？又有多少人能永远保持住目标体

重？减重能对其精神类药物的处方、血压、心脏病和糖尿病产生哪些影响？

食物上瘾的精神生物学解释

在人们戒掉糖和面粉后，伏隔核内的多巴胺受体数量需要多久才能完全恢复正常？为什么对一些人的大脑来说，面包能帮他们挠大脑中发痒的地方，而对其他人的大脑来说，需要的却是糖果？为什么花生黄油和培根不含糖和面粉，人们却常常会多吃？易受影响度得分表会对上述问题产生何种影响？易受影响度得分较高的瘦人的大脑是不是和肥胖人群的大脑很像？

营养与减重

脂肪和动物性蛋白质会如何影响健康与减重？目前，许多摄入大量动物性蛋白的人和大多数素食主义者都会吃糖和面粉。我想通过对杂食人群和素食人群的长期观察，看把糖和面粉从饮食中删去，让食谱里只有大量蔬菜以及少量肉类、乳制品和脂肪的情况下，是否对健康的影响会比较小。

愉悦

当我笨拙地走在加州大学伯克利分校，口袋里装满棉花糖的时候，根本就想不到有一天我也能变成身穿比基尼、感觉非常棒的人。也从没想过我 30 来岁的这些年都能过得精力充沛，不受身体的阻碍，而且 40 来岁这十年也能这样度过——快乐、富有成效且走在正轨上。我非常感激，自己发现了一种饮食方式，引领我走向了全新的生活方式。而且我能把相关的科学依据一点点拼凑起来，为自己也为上千位减肥的人解释明线背后的原因。

说实话，明线饮食法运动的产生与发展对我来说就像奇迹一般。10 多年前我自己成功减肥，并开始研究和推广明线饮食法就是个奇迹，但是现在这个奇迹能够与之媲美，甚至更胜一筹。写本书最后这一部分时，午夜刚过，我正坐在福特F–150皮卡的副驾驶座上，丈夫开着车，3个孩子在后排睡得正香，我们正在自驾游美国，我真的非常惊讶。多亏有了互联网，在相对较短的时间中，靠一份电子邮件列表，每周一条博客，来自75个国家的上千名参与者就在为期仅两个月的在线课程中，共减去超过30万磅体重。而一年前，这一数字还是50个国家的参与者，共减去10万磅体重。明线社区正在飞速壮大。每天、每时每刻，我们都在在线社区中彼此支持、互相爱护，感觉与其他人联系紧密。我们彼此分享愉悦、庆祝和自由的每一维度。

而且我深信不疑：最精彩的尚未到来。

不管读到这里的你今天在哪里，不管未来还有多久才能到来，不管现在的你心里是何感觉，不管艰难和失望让你多么疲累，我都想让你充满希望。

你并不孤单。有解决的方式，也有路线图，而且确实有用。

最后，我想让大家想象自己身处不远的将来，一直坚持明线饮食，减掉了多余的体重。

我是认真的。

闭上眼睛，想象一下。

早上醒来，感激自己还活着，感觉很好。双脚站在地板上，身体舒展一番。手臂能自然垂落在身体两侧，手肘处是凹进去的，感觉自己的身子很窄。每个关节都不疼。弯下腰来，你的手能碰到脚趾，还保持这个姿势上下晃动了一会儿，感觉自己轻快又灵活。

那时候，你很自信。你知道自己在变老，但是也尽自己所能地照顾好自己的健康。你情绪高涨，也很稳定。

走到衣柜旁边。你会发现所有衣服都是同一尺码，而且很合身。最后一点。你知道自己穿上衣服之后感觉很棒，也很好看，就像行走的广告一样。人们总是会问："你为什么那么开心？"

每天都会这样度过。我非常兴奋，想要跟全世界打招呼，朋友和家人为你感到骄傲，你也因此感觉满足。在明线饮食之旅中，你收获了许多新朋友，你的世界也因此越来越宽广，也不停地变得丰富。启动的新项目和人生的新方向让你感到兴奋。再也没有阻碍。你变成了自己早就知道会成为的样子。

　　这就是你。势不可挡。

　　这就是你。快乐、苗条而自由。

　　这不只是口号，而是生活的方式。

晚间检查表（样表）

　　你可以在 http://Book.BrightLineEating.com 上下载晚间检查表，再自行修改。或者在这个网站上下载明线饮食法日常伴侣，里面有能根据你的个人情况定制的最有用的晚间检查表。

晚间

周一：___	周二：___	周三：___	周四：___
☐ 对今天要吃的食物做出了承诺	☐ 对今天要吃的食物做出了承诺	☐ 对今天要吃的食物做出了承诺	☐ 对今天要吃的食物做出了承诺
☐ 我寻求了别人的支持，表示要过好这个明线日	☐ 我寻求了别人的支持，表示要过好这个明线日	☐ 我寻求了别人的支持，表示要过好这个明线日	☐ 我寻求了别人的支持，表示要过好这个明线日
☐ 今天只称了一次体重。___ 变化是___	☐ 今天只称了一次体重。___ 变化是___	☐ 今天只称了一次体重。___ 变化是___	☐ 今天只称了一次体重。___ 变化是___
☐ 整理了床铺	☐ 整理了床铺	☐ 整理了床铺	☐ 整理了床铺
☐ 阅读了让自己振奋或开心的书	☐ 阅读了让自己振奋或开心的书	☐ 阅读了让自己振奋或开心的书	☐ 阅读了让自己振奋或开心的书
☐ 冥想了___分钟	☐ 冥想了___分钟	☐ 冥想了___分钟	☐ 冥想了___分钟
☐ 使用了明线饮食法日常伴侣	☐ 使用了明线饮食法日常伴侣	☐ 使用了明线饮食法日常伴侣	☐ 使用了明线饮食法日常伴侣
☐ 在食物日记中写下了明天要吃的东西	☐ 在食物日记中写下了明天要吃的东西	☐ 在食物日记中写下了明天要吃的东西	☐ 在食物日记中写下了明天要吃的东西
☐ 写了感恩日记	☐ 写了感恩日记	☐ 写了感恩日记	☐ 写了感恩日记
☐ 写了五年日记	☐ 写了五年日记	☐ 写了五年日记	☐ 写了五年日记
☐ 按时睡觉，能睡够七八小时	☐ 按时睡觉，能睡够七八小时	☐ 按时睡觉，能睡够七八小时	☐ 按时睡觉，能睡够七八小时
☐ 今天坚持住了明线！ 第___天	☐ 今天坚持住了明线！ 第___天	☐ 今天坚持住了明线！ 第___天	☐ 今天坚持住了明线！ 第___天

检查表

周五：____	周六：____	周日：____
☐ 对今天要吃的食物做出了承诺	☐ 对今天要吃的食物做出了承诺	☐ 对今天要吃的食物做出了承诺
我寻求了别人的支持，表示要过好这个明线日	我寻求了别人的支持，表示要过好这个明线日	我寻求了别人的支持，表示要过好这个明线日
☐ 今天只称了一次体重。____ 变化是____	☐ 今天只称了一次体重。____ 变化是____	☐ 今天只称了一次体重。____ 变化是____
☐ 整理了床铺	☐ 整理了床铺	☐ 整理了床铺
☐ 阅读了让自己振奋或开心的书	☐ 阅读了让自己振奋或开心的书	☐ 阅读了让自己振奋或开心的书
☐ 冥想了____分钟	☐ 冥想了____分钟	☐ 冥想了____分钟
☐ 使用了明线饮食法日常伴侣	☐ 使用了明线饮食法日常伴侣	☐ 使用了明线饮食法日常伴侣
☐ 在食物日记中写下了明天要吃的东西	☐ 在食物日记中写下了明天要吃的东西	☐ 在食物日记中写下了明天要吃的东西
☐ 写了感恩日记	☐ 写了感恩日记	☐ 写了感恩日记
☐ 写了五年日记	☐ 写了五年日记	☐ 写了五年日记
☐ 按时睡觉，能睡够七八小时	☐ 按时睡觉，能睡够七八小时	☐ 按时睡觉，能睡够七八小时
☐ 今天坚持住了明线！ 第____天	☐ 今天坚持住了明线！ 第____天	☐ 今天坚持住了明线！ 第____天

面对真实自我行动方案

学会活得快乐、苗条而自由是一个过程。直接通往成功的路是不存在的。这是一段旅程，每段旅程都有陡峭的上坡、平缓的下坡和大片随意延展的平地，有绝美的风景，也有可怕的风暴。你的脚会磨出水泡，你也会看到日出。你会走得不想再往前多走一步……但之后还是会再走走。很快，你就会成为老道的背包客。

对自己要求太完美也可能会让旅程脱轨。

不可能会有完美。

但是有进步。

我满怀爱意为大家献上这个面对真实自我的行动方案，如果你发现自己越过了明线，想要重回正轨，就可以根据这个方案中的路线图来做。

你可以问自己下列问题。

1. 刚才是什么情况？发生了什么？

2. 是什么原因导致了这种情况？刚才我是什么感觉？

3. 咬下那一口之前，我脑子里的那些破坏想法是什么？

4. 我打破了明线，现在是什么感觉？

5. 昨晚写好今天要吃的东西了吗？

6. 最近有没有在用晚间检查表和其他工具？

7. 吃东西之前，我有没有为了保护明线而采取什么行动？

8. 下次有同样的情况时，我会做出什么不同的反应？

9. 这次学到了什么？

10. 现在我能采取哪些行动来帮助自己继续在明线饮食之旅上走下去？

注　释

前言　肥胖盛行：不是个问题，而是公开的秘密

1. Ng, M., Fleming, T., Robinson, M., Thomson, B., Graetz, N., Margono, C., . . . Gakidou, E. (2014). Global, regional, and national prevalence of overweight and obesity in children and adults during 1980–2013: A systematic analysis for the global burden of disease study 2013. *The Lancet*, *384*(9945), 766–781.

2. Marketdata Enterprises Inc. (2012, January 10). Number of American Dieters Soars to 108 Million. [Press Release], Retrieved from http://www.marketdataenterprises.com/wp-content/uploads/2014/01/Diet%20Market%202012%20Forecasts.pdf.

3. 72 developing countries have reached the 2015 MDG 1 target of halving the proportion of hungry people. (2015). Rome: Food and Agriculture Organization of the United Nations. According to the FAO, about 12.9% of the populations of developing countries are undernourished (http://www.fao.org/hunger/key-messages/en/). According to the *Lancet* article above, approximately 32% of the population of developing nations is either overweight or obese.

4. International Diabetes Federation. (2015). *IDF DIABETES ATLAS*, (7th ed., p. 79). Retrieved from http://www.indiaenvironmentportal.org.in/files/file/IDF_Atlas%202015_UK.pdf.

5. Al Humaid, N. (January 2015). Saudi Soft Drinks Market Continues to Fizz. Farrelly & Mitchell Food and Agri-Business Specialists. *Insights*. [Pamphlet]. Retrieved from http://farrellymitchell.com/wp-content/uploads/2015/01/Insights-January-2015-.pdf.

6. Bloom, D. E., Cafiero, E. T., Jané-Llopis, E., Abrahams-Gessel, S., Bloom, L. R., Fathima, . . . Weinstein, C. (2011). The Global Economic Burden of Non-communicable Diseases. Geneva: World Economic Forum, 5. Retrieved from http://www3.weforum.org/docs/WEF_Harvard_HE_GlobalEconomicBurdenNonCommunicableDiseases_2011.pdf.

7. Bloom, D. E., Cafiero, E. T., Jané-Llopis, E., Abrahams-Gessel, S., Bloom, L. R., Fathima, . . . Weinstein, C. (2011).

The Global Economic Burden of Non-communicable Diseases. Geneva: World Economic Forum, 6. Retrieved from http://www3.weforum.org/docs/WEF_Harvard_HE_GlobalEconomicBurdenNonCommunicableDiseases_2011.pdf.

8. Fildes, A., Charlton, J., Rudisill, C., Littlejohns, P., Prevost, A., & Gulliford, M. (2015). Probability of an obese person attaining normal body weight: Cohort study using electronic health records. *American Journal of Public Health, 105*(9), e54–e59. doi: 10.2105/AJPH.2015.302773.

9. Marketdata Enterprises Inc. (2011, May 5). Diet Market Worth $60.9 Billion in U.S. Last Year, but Growth Is Flat, Due to the Recession. [Press Release]. Retrieved from http://www.marketdataenterprises.com/wp-content/uploads/2014/01/DietMarket2011PR.pdf.

10. Rand, C. S., & Macgregor, A. M. (1991). Successful weight loss following obesity surgery and the perceived liability of morbid obesity. *International Journal of Obesity, 15*(9), 577.

第 1 章 意志力缺口

1. Casey, B. J., Somerville, L. H., Gotlib, I. H., Ayduk, O., Franklin, N. T., Askren, M. K., . . . Shoda, Y. (2011). (2012). Behavioral and neural correlates of delay of gratification 40 years later. *Proceedings of the National Academy of Sciences of the United States of America, 108*(36),14998–15003. doi:10.1073/pnas.1108561108.

2. Tierney, J. (2011, August 17). Do You Suffer From Decision Fatigue?, *The New York Times Magazine*. Retrieved from http://www.nytimes.com/2011/08/21/magazine/do-you-suffer-from-decision-fatigue.html.

3. Baumeister, R. F., Bratslavsky, E., Muraven, M., & Tice, D. M. (1998). Ego depletion: Is the active self a limited resource? *Journal of Personality and Social Psychology, 74*(5), 1252–1265. doi: 10.1037/0022-3514.74.5.1252.

4. Vohs, K. D., Baumeister, R. F., Schmeichel, B. J., Twenge, J. M., Nelson, N. M., & Tice, D. M. (2008). Making choices impairs subsequent self-control: A limited-resource account of decision making, self-regulation, and active initiative. *Journal of Personality and Social Psychology, 94*(5), 883–898. doi: 10.1037/0022-3514.94.5.883.

5. Danziger, S., Levav, J., Avnaim-Pesso, L., & Kahneman, D. (2011). Extraneous factors in judicial decisions. *Proceedings of the National Academy of Sciences of the United States of America, 108*(17), 6889–6892. doi: 10.1073/pnas.1018033108.

6. Gailliot, M. T., Baumeister, R. F., DeWall, C. N., Maner, J. K., Plant, E. A., Tice, D. M., . . . Schmeichel, B. J. (2007). Self-control relies

on glucose as a limited energy source: Willpower is more than a metaphor. *Journal of Personality and Social Psychology, 92*(2), 325-336. doi: 10.1037/0022-3514.92.2.325.

7. Hofmann, W., Baumeister, R. F., Förster, G., & Vohs, K. D. (2012;2011). Everyday temptations: An experience sampling study of desire, conflict, and self-control. *Journal of Personality and Social Psychology, 102*(6), 1318. doi: 10.1037/a0026545.

8. Baumeister, R. F. (2014). Self-regulation, ego depletion, and inhibition. *Neuropsychologia, 65*, 313–319. doi: 10.1016/j. neuropsychologia.2014.08.0.

9. Gailliot, M. T., & Baumeister, R. F. (2007). The physiology of willpower: Linking blood glucose to self-control. *Personality and Social Psychology Review, 11*(4), 303–327. doi: 10.1177/1088868307303030.

10. McCullough, M. E., & Willoughby, B. L. B. (2009). Religion, self-regulation, and self-control: Associations, explanations, and implications. *Psychological Bulletin, 135*(1), 69–93. doi: 10.1037/a0014213.

11. Luders, E., Toga, A. W., Lepore, N., & Gaser, C. (2009). The underlying anatomical correlates of long-term meditation: Larger hippocampal and frontal volumes of gray matter. *Neuroimage, 45*(3), 672–678. doi: 10.1016/j.neuroimage.2008.12.061.

12. McKellar, J., Stewart, E., & Humphreys, K. (2003). Alcoholics anonymous involvement and positive alcohol-related outcomes: Cause, consequence, or just a correlate? A prospective 2-year study of 2,319 alcohol-dependent men. *Journal of Consulting and Clinical Psychology, 71*(2), 302–308. doi: 10.1037/0022-006X.71.2.302.

13. Greer, S., Goldstein, A., & Walker, M. (2013). The impact of sleep deprivation on food desire in the human brain. *Nature Communications*, 4, 2259. doi: 10.1038/ncomms3259.

14. DeSteno, D., Li, Y., Dickens, L., & Lerner, J. S. (2014). Gratitude: A tool for reducing economic impatience. *Psychological Science, 25*(6), 1262–1267. doi: 10.1177/0956797614529979.

15. Wansink, B., & Sobal, J. (2007). Mindless eating: The 200 daily food decisions we overlook. *Environment and Behavior, 39*(1), 106–123. doi: 10.1177/0013916506295573.

第 2 章　无法满足的饥饿感

1. Dulloo, A. G., & Jacquet, J. (1998). Adaptive reduction in basal metabolic rate in response to food deprivation in humans: A role for feedback signals from fat stores. *The American Journal of Clinical Nutrition, 68*(3), 599.

2. Speakman, J. R., & Westerterp, K. R. (2013). A mathematical model of weight loss under total starvation: Evidence against the thrifty-gene hypothesis. *Disease Models & Mechanisms, 6*(1), 236–251. doi: 10.1242/dmm.010009.

3. Rosenkilde, M., Auerbach, P., Reichkendler, M. H., Ploug, T., Stallk-necht, B. M., & Sjödin, A. (2012). Body fat loss and compensatory mechanisms in response to different doses of aerobic exercise—a randomized controlled trial in overweight sedentary males. *American Journal of Physiology: Regulatory, Integrative and Comparative Physiology, 303*(6), 571–579. doi: 10.1152/ajpregu.00141.2012.

4. An fMRI shows differences between lean and obese after eating. Puzziferri, N., Zigman, J. M., Thomas, B. P., Mihalakos, P., Gallagher, R., Lutter, M., . . . Tamminga, C. A. (2016). Brain imaging demonstrates a reduced neural impact of eating in obesity. *Obesity, 24*(4), 829-836. doi: 10.1002/oby.21424.

5. Satter, E. M. (2005), *Your Child's Weight: Helping Without Harming*, Madison, WI: Kelsey Press.

6. Wansink, B., Painter, J., & North, J. (2005). Bottomless bowls: Why visual cues of portion size may influence intake. *Obesity Research, 13*(1), 93-100. doi: 10.1038/oby.2005.12.

7. Lisle, D. J., & Goldhamer, A. (2003), *The Pleasure Trap*. Summertown, TN: Healthy Living Publications.

8. Malaisse, W. J., Vanonderbergen, A., Louchami, K., Jijakli, H., & Malaisse-Lagae, F. (1998). Effects of artificial sweeteners on insulin release and cationic fluxes in rat pancreatic islets. *Cellular Signalling, 10*(10), 727–733. doi: 10.1016/S0898-6568(98)00017-5.

9. Malaisse, W. J., Vanonderbergen, A., Louchami, K., Jijakli, H., & Malaisse-Lagae, F. (2011). Intake of high-intensity sweeteners alters the ability of sweet taste to signal caloric consequences: Implications for the learned control of energy and body weight regulation. *The Quarterly Journal of Experimental Psychology, 64*(7), 1430–1441. doi: 10.1080/17470218.2011.552729.

10. Ingalls, A. M., Dickie, M. M., & Snell, G. D. (1996). Obese, a new mutation in the house mouse. *Obesity Research, 4*(1), 101–101. doi: 10.1002/j.1550-8528.1996.tb00519.x.

11. Zhang, Y., Proenca, R., Maffei, M., Barone, M., Leopold, L., & Friedman, J. M. (December 1994). Positional cloning of the mouse obese gene and its human homologue. *Nature, 372*(6505), 425–432. doi: 10.1038/372425a0.

12. Stavro, B. (1995, September 5). With fat-loss drug, Amgen takes on a weighty challenge: Pharmaceuticals: Biotech firm faces much risk and expense in getting the medication from the laboratory to the marketplace. *Los Angeles Times*. Retrieved from http://articles.latimes.com/1995-09-05/business/fi-42478_1_fat-drug.

13. Münzberg, H., & Myers, M. G. (2005). Molecular and anatomical determinants of central leptin resistance. *Nature Neuroscience, 8*(5), 566–570. doi: 10.1038/nn1454.

14. Lustig, R. H. (2006). Childhood obesity: Behavioral aberration or biochemical drive? Reinterpreting the first law of thermodynamics. *Nature Clinical Practice Endocrinology & Metabolism, 2*(8), 447–458. doi: 10.1038/ncpendmet0220.

15. Pinhas-Hamiel, O., Lerner-Geva, L., Copperman, N., & Jacobson, M. (2007). Lipid and insulin levels in obese children: Changes with age and puberty. *Obesity, 15,* 2825–2831. doi: 10.1038/oby.2007.335.

16. Grill, H., Schwartz, M., Kaplan, J., Foxhall, J., Breininger, J., & Baskin, D. (2002). Evidence that the caudal brainstem is a target for the inhibitory effect of leptin on food intake. *Endocrinology, 143*(1), 239–246. doi: 10.1210/en.143.1.239.

第 3 章　无法抵抗的渴望

1. Ng, S., Slining, M., & Popkin, B. (2012). Use of caloric and noncaloric sweeteners in US consumer packaged foods, 2005–2009. *Journal of the Academy of Nutrition and Dietetics, 112*(11), 1828–1834. doi: 10.1016/j.jand.2012.07.009.

2. Hanna, J. M., & Hornick, C. A. (1977). Use of coca leaf in southern Peru: Adaptation or addiction. *Bulletin on Narcotics, 29*(1), 63.

3. Verebey, K., & Gold, M. S. (1988). From coca leaves to crack: The effects of dose and routes of administration in abuse liability. *Psychiatric Annals, 18,* 513–520. doi: 10.3928/0048-5713-19880901-06.

4. Kenny, P. J., & Johnson, P. M. (2010). Dopamine D2 receptors in addiction-like reward dysfunction and compulsive eating in obese rats. *Nature Neuroscience, 13*(5), 635–641. doi: 10.1038/nn.2519.

5. Lenoir, M., Serre, F., Cantin, L., & Ahmed, S. (2007). Intense sweetness surpasses cocaine reward. *PLOS One, 2*(8), e698. doi:10.1371/journal.pone.0000698.

6. Hyman, M. (2014). *The Blood Sugar Solution 10-Day Detox Diet.* New York: Little, Brown and Company, 29.

7. It should be noted that there is variability in the adaptation of rats to foot shocks. This may require that the subjects be grouped as sensitive or resistant to foot shocks. For example, see Chen, B. T., Yau, H-J, Hatch, C., Kusumoto-Yoshida, I., Cho, S. L., Hopf, F. W., & Bonci, A. (2013). Rescuing cocaine-induced prefrontal cortex hypoactivity prevents compulsive cocaine seeking. *Nature, 496,* 359. doi:10.1038/nature12024.

8. Kenny, P. J., & Johnson, P. M. (2010). Dopamine D2 receptors in

addiction-like reward dysfunction and compulsive eating in obese rats. *Nature Neuroscience, 13*(5), 635–641. doi: 10.1038/nn.2519.

9. Kessler, D. A. (2009). *The End of Overeating; Taking Control of the Insatiable American Appetite.* New York: Rodale; Moss, M. (2014). *Salt Sugar Fat: How the Food Giants Hooked Us.* New York: Random House.

10. Bolhuis, D., Costanzo, A., Newman, L., & Keast, R. (2016). Salt promotes passive overconsumption of dietary fat in humans. *Journal of Nutrition, 146*(4), 838-845. doi:10.3945/jn.115.226365.

11. Stice, E., Burger, K., & Yokum, S. (2013). Relative ability of fat and sugar tastes to activate reward, gustatory, and somatosensory regions. *The American Journal of Clinical Nutrition, 98*(6), 1377–1384. doi: 10.3945/ajcn.113.069443.

12. Schulte, E., Avena, N., & Gearhardt, A. (2015). Which foods may be addictive? The roles of processing, fat content, and glycemic load: E0117959. *PLOS One, 10*(2). doi: 10.1371/journal.pone.0117959.

13. Lustig, R. (2012, May 8). The Skinny on Obesity (ep. 4): Sugar—A Sweet Addiction. Retrieved from http://www.uctv.tv/shows/The-Skinny-on-Obesity-Ep-4-Sugar-A-Sweet-Addiction-23717

14. Stewart, J. E., Feinle-Bisset, C., Golding, M., Delahunty, C., Clifton, P. M., & Keast, R. S. J. (2010). Oral sensitivity to fatty acids, food consumption and BMI in human subjects. *British Journal of Nutrition, 104*(1), 145–152. doi: 10.1017/S0007114510000267.

15. Espel, E. (2012, May 8). The Skinny on Obesity (ep. 4): Sugar—A Sweet Addiction. Retrieved from http://www.uctv.tv/shows/The-Skinny-on-Obesity-Ep-4-Sugar-A-Sweet-Addiction-23717; Stice, E., Spoor, S., Bohon, C., Veldhuizen, M. G., & Small, D. M. (2008). Relation of reward from food intake and anticipated food intake to obesity: A functional magnetic resonance imaging study. *Journal of Abnormal Psychology, 117*(4), 924–935. doi: 10.1037/a0013600.

第 4 章　易受影响度等级表

1. Khokhar, J. Y., Ferguson, C. S., Zhu, A. Z. X., & Tyndale, R. F. (2010). Pharmacogenetics of drug dependence: Role of gene variations in susceptibility and treatment. *Annual Review of Pharmacology and Toxicology, 50*(1), 39–61. doi:10.1146/annurev.pharmtox.010909.105826

2. Hausenblas, H. (2015, November 25). Does the holiday season equal weight gain? *US News & World Report.* Retrieved from http://health.usnews.com/health-news/blogs/eat-run/2015/11/25/does-the-holiday-season-equal-weight-gain.

3. Pursey, K., Stanwell, P., Gearhardt, A., Collins, C., & Burrows, T. (2014). The prevalence of food addiction as assessed by the Yale

Food Addiction Scale: A systematic review. *Nutrients, 6*(10), 4552-4590. doi:10.3390/nu6104552.

4. Flagel, S. B., Robinson, T. E., Clark, J. J., Clinton, S. M., Watson, S. J., Seeman, P. ... Akil, H. (2010). An animal model of genetic vulnerability to behavioral disinhibition and responsiveness to reward-related cues: Implications for addiction. *Neuropsychopharmacology, 35*(2), 388–400. doi: 10.1038/npp.2009.142.

5. Flagel, S. B., Watson, S. J., Robinson, T. E., & Akil, H. (2007). Individual differences in the propensity to approach signals vs goals promote different adaptations in the dopamine system of rats. Psychopharmacology, 191(3), 599–607. doi:10.1007/s00213-006-0535-8.

6. Flagel, S. B., Robinson, T. E., Clark, J. J., Clinton, S. M., Watson, S. J., Seeman, P. ... Akil, H. (2010). An animal model of genetic vulnerability to behavioral disinhibition and responsiveness to reward-related cues: Implications for addiction. *Neuropsychopharmacology, 35*(2), 388-400. doi: 10.1038/npp.2009.142.

7. Lomanowska, A. M., Lovic, V., Rankine, M. J., Mooney, S. J., Robinson, T. E., & Kraemer, G. W. (2011). Inadequate early social experience increases the incentive salience of reward-related cues in adulthood. *Behavioural Brain Research, 220*, 91–99. doi: 10.1016/j.bbr.2011.01.033.

8. Anselme, P., Robinson, M., & Berridge, K. (2013). Reward uncertainty enhances incentive salience attribution as sign-tracking. *Behavioural Brain Research, 238*, 53–61. doi: 10.1016/j.bbr.2012.10.006.

第 5 章　破坏者

1. Gazzaniga, M. S. (1967). The split brain in man. *Scientific American, 217*(2), 24–29. doi: 10.1038/scientificamerican0867-24.

2. Gazzaniga, M. S. (2011). *Who's in charge?: Free will and the science of the brain* (1st ed.). New York: HarperCollins, 82.

3. Gazzaniga, M. S., & LeDoux, J. E. (1978). *The integrated mind.* New York: Plenum Press.

4. Bem, D. J. (1972). Self-perception theory. *Advances in Experimental Social Psychology, 6*, 2–62.

第 6 章　四条明线

1. Li, Y., Burrows, N., Gregg, E., Albright, A., & Geiss, L. (2012). Declining rates of hospitalization for nontraumatic lower-extremity amputation in the diabetic population aged 40 years or older: U.S., 1988–2008. *Diabetes Care, 35*(2), 273–277. doi: 10.2337/dc11-1360; http://www.diabetes.org/diabetes-basics/statistics/.

2. Baumeister, R. F. & Toerney, J. (2011). *Willpower: Rediscovering the greatest human strength*. New York: Penguin Group.

3. While artificial sweeteners stimulate the taste buds, they also affect the brain. Aspartame, for example can reduce the production of dopamine. Humphries, P., Pretorius, E. & Naudé, H. (2008). They are both direct and indirect cellular effects of aspartame on the brain. *European Journal of Clinical Nutrition, 62*(4), 451–462. doi: 10.1038/sj.ejcn.1602866). The lack of a nutrient reward when saccharin is tasted results in reduced dopamine surges after conditioning. Mark, G. P., Blander, D. S., & Hoebel, B. G. (1991). A conditioned stimulus decreases extracellular dopamine in the nucleus accumbens after the development of a learned taste aversion. *Brain Research, 551*(1), 308–310. doi: 10.1016/0006-8993(91)90946-S). Like the artificial sweeteners, stevia is nonnutritive and may cause long-term depressed levels of dopamine.

4. Suez, J., Korem, T., Zeevi, D., Zilberman-Schapira, G., Thaiss, C., Maza, O., . . . Elinav, (2014). Artificial sweeteners induce glucose intolerance by altering the gut microbiota. *Nature, 514*(7521), 181. doi:10.1038/nature13793.

5. Wang, Q-P. et al. (2016) Sucralose promotes food intake through NPY and a neuronal fasting response. *Cell Metabolism, 24*(1), 75–90.

6. Juntunen, K., Niskanen, L., Liukkonen, K., Poittanen, K., Holst, J., & Mykkanen, H. (2002). Postprandial glucose, insulin, and incretin responses to grain products in healthy subjects. *The American Journal of Clinical Nutrition, 75*(2), 254.

7. Schulte, E., Avena, N., & Gearhardt, A. (2015). Which foods may be addictive? The roles of processing, fat content, and glycemic load: E0117959. *PLOS One, 10*(2) doi: 10.1371/journal.pone.0117959.

8. Reid, K., Baron, K., & Zee, P. (2014). Meal timing influences daily caloric intake in healthy adults. *Nutrition Research, 34*(11), 930-935. doi:10.1016/j.nutres.2014.09.010.

9. Gill, S., & Panda, S. (2015). A smartphone app reveals erratic diurnal eating patterns in humans that can be modulated for health benefits. *Cell Metabolism, 22*(5), 789-798. doi:10.1016/j.cmet.2015.09.005.

10. Alirezaei, M., Kemball, C. C., Flynn, C. T., Wood, M. R., Whitton, J. L., & Kiosses, W. B. (2010). Short-term fasting induces profound neuronal autophagy. *Autophagy, 6*(6), 702–710. doi: 10.4161/auto.6.6.12376

11. Marinac, C. R., Nelson, S. H., Breen, C. I., Hartman, S. J., Natarajan, L., Pierce, J. P., . . . Patterson, R. E. (2016). Prolonged nightly fasting and breast cancer prognosis. *JAMA Oncology, 2*(8), 1049.

12. Parks, E., & McCrory, M. (2005). When to eat and how often? *American Journal of Clinical Nutrition, 81*(1), 3-4.

13. Kahleova, H., Belinova, L., Malinska, H., Oliyarnyk, O., Trnovska, J., Skop, V., . . . Pelikanova, T. (2014). Eating two larger meals a day (breakfast and lunch) is more effective than six smaller meals in a reduced-energy regimen for patients with type 2 diabetes: A randomised crossover study. *Diabetologia, 57*(8), 1552–1560. doi: 10.1007/s00125-014-3253-5.

第 7 章　自发行为：你新交的挚友

1. Lally, P., Van Jaarsveld, C., Potts, H., & Wardle, J. (2010). How are habits formed: Modelling habit formation in the real world. *European Journal of Social Psychology, 40*(6), 998–1009. doi: 10.1002/ejsp.674.

2. Pilcher, J., Morris, D., Donnelly, J., & Feigl, H. (2015). Interactions between sleep habits and self-control. *Frontiers in Human Neuroscience, 9*, 284. doi: 10.3389/fnhum.2015.00284.

3. Erickson, K. I., Voss, M. W., Prakash, R. S., Basak, C., Szabo, A., Chaddock, L., . . . Gage, F. (2011). Exercise training increases size of hippocampus and improves memory. *Proceedings of the National Academy of Sciences of the United States of America, 108*(7), 3017–3022. http://doi.org/10.1073/pnas.1015950108.

4. Erickson, K., Weinstein, A., & Lopez, O. (2012). Physical activity, brain plasticity, and Alzheimer's disease. *Archives of Medical Research, 43*(8), 615–621. doi: 10.1016/j.arcmed.2012.09.008.

5. Walsh, N., Gleeson, M., Pyne, D., Nieman, D., Dhabhar, F., Shephard, R., . . . Kajeniene, A. (2011). Position statement. Part two: Maintaining immune health. *Exercise Immunology Review, 17*, 64.

6. Kemmler, W., Lauber, D., Weineck, J., Hensen, J., Kalender, W., & Engelke, K. (2004). Benefits of 2 years of intense exercise on bone density, physical fitness, and blood lipids in early postmenopausal osteopenic women. *Archives of Internal Medicine, 164*(10), 1084.

7. Elavsky, S. (2010). Longitudinal examination of the exercise and self-esteem model in middle-aged women. *Journal of Sport & Exercise Psychology, 32*(6), 862–880.

8. Penhollow, T. M. & Young, M. (2004). Sexual desirability and sexual performance: Does exercise and fitness really matter? *Electronic Journal of Human Sexuality, 7*. http://www.ejhs.org/volume7/fitness.html.

9. Mikus, C. R., Blair, S. N., Earnest, C. P., Martin, C. K., Thompson, A. M., & Church, T. S. (2009). Changes in weight, waist circumference and compensatory responses with different doses of exercise among sedentary, overweight postmenopausal women. *PlOS One, 4*(2), e4515. doi: 10.1371/journal.pone.0004515.

10. Fothergill, E., Guo, J., Howard, L., Kerns, J. C., Knuth, N. D., Brychta, R., . . . Hall, K. D. (2016). Persistent metabolic adaptation 6 years after "The biggest loser" competition. *Obesity, 24*(8), 1612-1619. doi: 10.1002/oby.21538.

11. Larson-Meyer, D., Redman, L., Heilbronn, L., Martin, C., & Ravussin, E. (2010). Caloric restriction with or without exercise: The fitness versus fatness debate. *Medicine and Science in Sports and Exercise, 42*(1), 152.

第 8 章　减重食谱

1. Greene, A. (2011, July 18). 7 things you didn't know about your taste buds. *Woman's Day*. Retrieved from http://www.womansday.com/health-fitness/wellness/a5789/7-things-you-didnt-know-about-your-taste-buds-119709/.

2. Badman, M. K., & Flier, J. S. (2005). The gut and energy balance: Visceral allies in the obesity wars. *Science, 307*(5717), 1909–1914. doi: 10.1126/science.110995.

3. Following the BLE weight-loss plan typically results in weight-loss rates of one to three pounds per week. This rate is considered desirable. Blackburn, G. (1995). Effect of degree of weight loss on health benefits. *Obesity Research, 3*, 211S-216S. Regarding the 10% figure, see: National Institutes of Health (U.S.), NHLBI Obesity Education Initiative, North American Association for the Study of Obesity, & National Heart, Lung, and Blood Institute. (2000). *The practical guide: Identification, evaluation, and treatment of overweight and obesity in adults.* Bethesda, MD.: National Institutes of Health, National Heart, Lung, and Blood Institute, NHLBI Obesity Education Initiative, North American Association for the Study of Obesity.

4. Voelker, R. (2015). Partially hydrogenated oils are out. *JAMA, 314*(5), 443.

5. An example of the lack of consensus may be found in the study: Schwingshackl, L., & Hoffmann, G. (2013). Comparison of effects of long-term low-fat vs high-fat diets on blood lipid levels in overweight or obese patients: A systematic review and meta-analysis. *Journal of the Academy of Nutrition and Dietetics, 113*(12), 1640–1661. doi: 10.1016/j.jand.2013.07.010.

6. Reynolds, R. M., Padfield, P. L., & Seckl, J. R. (2006). Disorders of sodium balance. *BMJ: British Medical Journal, 332*(7543), 702–705. doi: 10.1136/bmj.332.7543.702.

7. Campbell, T. C., Campbell, T. M., (2006). *The China study: The most comprehensive study of nutrition ever conducted and the startling implications for diet, weight loss, and long-term health.* (1st BenBella Books ed.) Dallas, TX: BenBella Books.

8. World Cancer Research Fund/American Institute for Cancer Research. (2007). *Food, nutrition, physical activity, and the prevention of cancer: A global perspective.* Washington, DC: AICR, 117.

第9章　第一天：开始行动

1. Hwang, K. O., Ottenbacher, A. J., Green, A. P., Cannon-Diehl, M. R., Richardson, O., Bernstam, E. V., & Thomas, E. J. (2010). Social support in an internet weight loss community. *International Journal of Medical Informatics, 79*(1), 5–13. doi: 10.1016/j.ijmedinf.2009.10.003.

2. The National Weight Control Registry, accessed on March 28, 2016. http://www.nwcr.ws/.

3. Kreitzman, S. N., Coxon, A. Y., & Szaz, K. F. (1992). Glycogen storage: Illusions of easy weight loss, excessive weight regain, and distortions in estimates of body composition. *The American Journal of Clinical Nutrition, 56*(1 Suppl.), 292S.

4. Pacanowski, C. R., & Levitsky, D. A. (2015). Frequent self-weighing and visual feedback for weight loss in overweight adults. *Journal of Obesity, 2015*, 1–9. doi: 10.1155/2015/763680.

第10章　帮助饮食计划生效的工具

1. For references of the power of prayer and meditation to replenish willpower, see: McCullough, M. E., & Willoughby, B. L. B. (2009). Religion, self-regulation, and self-control: Associations, explanations, and implications. *Psychological Bulletin, 135*(1), 69–93. doi: 10.1037/a0014213; and Baumeister, R. F., & Tierney, J. (2011). *Willpower: Rediscovering the greatest human strength.* New York: Penguin Group, 180.

2. Luders, E., Cherbuin, N., & Kurth, F. (2015). Forever young(er): Potential age-defying effects of long-term meditation on gray matter atrophy. *Frontiers in Psychology, 5:1551.* doi: 10.3389/fpsyg.2014.01551.

3. Brewer, J. A., Worhunsky, P. D., Gray, J. R., Tang, Y., Weber, J., & Kober, H. (2011). Meditation experience is associated with differences in default mode network activity and connectivity. *Proceedings of the National Academy of Sciences of the United States of America, 108*(50), 20254–20259. http://doi.org/10.1073/pnas.1112029108.

4. Goyal, M., Singh, S., Sibinga, E. M. S., Gould, N. F., Rowland-Seymour, A., Sharma, R., . . . Haythornthwaite, J. A. (2014). Meditation programs for psychological stress and well-being: A systematic review and meta-analysis. *JAMA Internal Medicine, 174*(3), 357–368. doi: 10.1001/jamainternmed.2013.13018.

5. Mrazek, M. D., Franklin, M. S., Phillips, D. T., Baird, B., & Schooler, J. W. (2013). Mindfulness training improves working memory capacity and GRE performance while reducing mind wandering. *Psychological Science, 24*(5), 776–781.

6. Tang, Y., Tang, R., & Posner, M. I. (2013). Brief meditation training induces smoking reduction. *Proceedings of the National Academy of Sciences of the United States of America, 110*(34), 13971–13975. doi: 10.1073/pnas.1311887110.

7. Barnes, V. A., Davis, H. C., Murzynowski, J. B., & Treiber, F. A. (2004). Impact of meditation on resting and ambulatory blood pressure and heart rate in youth. *Psychosomatic Medicine, 66*(6), 909–914. doi: 10.1097/01.psy.0000145902.91749.35.

8. Schienker, B. R., Dlugolecki, D. W., & Doherty, K. (1994). The impact of self-presentations on self-appraisals and behavior: The power of public commitment. *Personality and Social Psychology Bulletin, 20*(1), 20–33. doi: 10.1177/0146167294201002.

9. Nyer, P. U., & Dellande, S. (2010). Public commitment as a motivator for weight loss. *Psychology and Marketing, 27*(1), 1–12. doi: 10.1002/mar.20316.

10. Seligman, M. (2011). Find three good things each day. Retrieved from http://www.actionforhappiness.org/take-action/find-three-good-things-each-day

11. Kazdin, A. E. (1974). Reactive self-monitoring: The effects of response desirability, goal setting, and feedback. *Journal of Consulting and Clinical Psychology, 42*(5), 704–716. doi: 10.1037/h0037050.

12. Baumeister, R. F., DeWall, C. N., Ciarocco, N. J., & Twenge, J. M. (2005). Social exclusion impairs self-regulation. *Journal of Personality and Social Psychology, 88*(4), 589–604. doi: 10.1037/0022-3514.88.4.589.

13. McCullough, M. E., & Willoughby, B. L. B. (2009). Religion, self-regulation, and self-control: Associations, explanations, and implications. *Psychological Bulletin, 135*(1), 69–93. doi: 10.1037/a0014213.

14. McGonigal, K. (2012). *The willpower instinct: How self-control works, why it matters, and what you can do to get more of it.* New York: Penguin Group, 25.

15. DeSteno, D., Li, Y., Dickens, L., & Lerner, J. S. (2014). Gratitude: A tool for reducing economic impatience. *Psychological Science, 25*(6), 1262–1267. doi: 10.1177/0956797614529979.

16. Gray, K. (2010). Moral transformation: Good and evil turn the weak into the mighty. *Social Psychological and Personality Science, 1*(3), 253–258. doi: 10.1177/1948550610367686.

17. Hill, N. (1937). *Think and grow rich.* Meriden, CT: The Ralston Society.

第 11 章　明线生活

1. National Research Council (U.S.). Committee on National Monitoring of Human Tissues. (1991). *Monitoring human tissues for toxic substances*. Washington, DC: National Academy Press, 64.

2. Lim, J., Son, H., Park, S., Jacobs, D., & Lee, D. (2011). Inverse associations between long-term weight change and serum concentrations of persistent organic pollutants. *International Journal of Obesity, 35*(5), 744–747. doi: 10.1038/ijo.2010.188.

3. Dulloo, A. G., & Jacquet, J. (1998). Adaptive reduction in basal metabolic rate in response to food deprivation in humans: A role for feedback signals from fat stores. *The American Journal of Clinical Nutrition, 68*(3), 599.

4. Sumithran, P., Prendergast, L. A., Delbridge, E., Purcell, K., Shulkes, A., Kriketos, A., & Proietto, J. (2011). Long-term persistence of hormonal adaptations to weight loss. *The New England Journal of Medicine, 365*(17), 1597–1604. doi: 10.1056/NEJMoa1105816.

5. Satter, E. (2007). Eating competence: Definition and evidence for the Satter eating competence model. *Journal of Nutrition Education and Behavior, 39*(5), S142–S153. doi: 10.1016/j.jneb.2007.01.006.

6. Kenny, P. J., & Johnson, P. M. (2010). Dopamine D2 receptors in addiction-like reward dysfunction and compulsive eating in obese rats. *Nature Neuroscience, 13*(5), 635–641. doi: 10.1038/nn.2519.

7. Satter, E., (2008). *Secrets of feeding a healthy family: How to eat, how to raise good eaters, how to cook*. Madison, WI: Kelcy Press, 82.

8. Camilleri, M., Colemont, L., Phillips, S., Brown, M., Thomforde, G., Chapman, N., & Zinsmeister, A. (1989). Human gastric emptying and colonic filling of solids characterized by a new method. *The American Journal of Physiology, 257*(2, Pt. 1), G284.

第 12 章　餐馆、旅行及其他特殊场合

1. Wing, R. R., & Phelan, S. (2005). Long-term weight loss maintenance. *The American Journal of Clinical Nutrition, 82*(1 Suppl.), 222S.

第 13 章　打破了明线怎么办

1. Herman, C. P., & Mack, D. (1975). Restrained and unrestrained eating. *Journal of Personality, 43*(4), 647.

第 14 章　达到目标体重

1. There are many "ideal weight" formulas, and you can find them

online. One of the earliest was provided by Broca P. P., (1871/1877). *Mémoires d'anthropologie*. Paris, the same Dr. Broca who discovered Broca's area. It is approximately 100 pounds (women) or 110 pounds (men) for the first 60 inches (5 feet) of height plus 5 pounds for each inch above that. To cover variations in body composition, Broca suggested that the desirable weight would be within 15 percent of the calculated number.

2. Satter, E. (2007). Eating competence: Definition and evidence for the Satter eating competence model. *Journal of Nutrition Education and Behavior, 39*(5), S142–S153. doi: 10.1016/j.jneb.2007.01.006.

第 15 章　总结：活得快乐、苗条而自由

1. Popa, T. & Ladea, M. (2012). Nutrition and depression at the forefront of progress. *Journal of Medicine and Life, 5*(4), 414–419.

2. White, B., Horwath, C., & Conner, T. (2013). Many apples a day keep the blues away—daily experiences of negative and positive affect and food consumption in young adults. *British Journal of Health Psychology, 18*(4), 782.

3. Gomez-Pinilla, F., & Nguyen, T. T. J. (2012). Natural mood foods: The actions of polyphenols against psychiatric and cognitive disorders. *Nutritional Neuroscience, 15*(3), 127.

4. Mujcic, R., & Oswald, A. J. (2016), Evolution of well-being and happiness after increases in consumption of fruit and vegetables. *American Journal of Public Health, 106*(8), 1504–1510.

5. Chang, C., Ke, D., & Chen, J. (2009). Essential fatty acids and human brain. *Acta Neurologica Taiwanica, 18*(4), 231.

6. Simopoulos, A. P. (2002). The importance of the ratio of omega-6/omega-3 essential fatty acids. *Biomedicine & Pharmacotherapy, 56*(8), 365–379. doi: 10.1016/S0753-3322(02)00253-6.

7. Russo, G. L. (2009). Dietary n-6 and n-3 polyunsaturated fatty acids: From biochemistry to clinical implications in cardiovascular prevention. *Biochemical Pharmacology, 77*(6), 937–946. doi: 10.1016/j.bcp.2008.10.020.

8. Stangl, D., & Thuret, S. (2009). Impact of diet on adult hippocampal neurogenesis. *Genes and Nutrition, 4*(4), 271–282. doi: 10.1007/s12263-009-0134-5.

9. Baumeister, R., & Tierney, J. (2011). *Willpower: Rediscovering the greatest human strength*. New York: Penguin Press, 136.

10. Lowe, M. R., Kral, T. V. E., & Miller-Kovach, K. (2008). Weight-loss

maintenance 1, 2 and 5 years after successful completion of a weight-loss programme. *British Journal of Nutrition, 99*(4), 925–930. doi: 10.1017/S0007114507862416; Chaudhry, Z. W., Clark, J. M., Doshi, R. S., Gudzune, K. A., Jacobs, D. K., Mehta, A. K., et al. (2015). Efficacy of commercial weight-loss programs: An updated systematic review. *Annals of Internal Medicine, 162*(7), 501. doi: 10.7326/M14-2238.

11. Rock, C. L., Flatt, S. W., Sherwood, N. E., Karanja, N., Pakiz, B., & Thomson, C. A. (2010). Effect of a free prepared meal and incentivized weight loss program on weight loss and weight loss maintenance in obese and overweight women: A randomized controlled trial. *JAMA, 304*(16), 1803–1810. doi: 10.1001/jama.2010.1503.